正念飲食

舒壓、瘦身、慢活的23個健康飲食療法

Mindful Eating on the Go

Practices for Eating with Awareness, Wherever You Are

珍・裘森・貝斯——著
Jan Chozen Bays

王瑞徽——譯

願你發現潛藏在你身、心、靈中的智慧。
願你享有安康，畢生持續正念飲食的探索，
並有許許多多新奇有趣的發現。

目次

第二章 探索

第三章　慈心善念

第四章　慢食

第五章　感恩

第六章　有他人在場的正念飲食

前言

吃是我們人一生當中最愉悅的經驗之一。

然而對某些人來說，它卻成了痛苦的源頭。當大家得知我正在寫《正念飲食》這本書時，便經常有人向我坦承自己患有進食障礙，從「我一焦慮就想吃東西」到「我得暴食症已經十年了」，一直到「我一坐下來吃東西，內心就升起恐慌」不等。

我寫這本書想要討論的是一種越來越普遍，而且不必要的痛苦類型。你可以稱它是一種進食障礙流行病，但我寧可把這個問題看成是人和食物之間的失衡關係。許多研究者發現，比起他們調查的其他國家的人，美國民眾在食物方面的煩惱更多，因而從中得到的樂趣也更少。我們焦慮的腦袋偷走了我們肉體和心靈的某些東西。它們偷走了我們單純地享受人與生俱來的進食愉悅和快慰的這個天生權利。結果造成我們和食物之間的種種掙扎可能會導致巨大的壓力、罪疚感、羞愧和抑鬱。

這種不平衡狀態的一個主要原因是欠缺某種根本的人性養分：正念。正念是指全心全意、不帶批判地投入當下經驗的一種行為。

所謂正念飲食的意思是，當你進食時，仔細留意當下你的內在，肉體、腦和心，以及外在，你的周遭環境、你正在吃的東西，所發生的一切狀況。正念飲食關係到不帶批判或評斷的全面性覺察。

「不帶批判或評斷」這幾個字非常重要。正念飲食是一種帶著好奇心去探究、發現，以及一股不斷高漲的解放感為特色的冒險行動。從哪裡解放呢？從各種規矩、僵化的節制、罪惡感和羞愧的牢籠中解放出來。

這本書談的不是節食、（減重）經驗交流、（體重）紀錄圖表或體重機。正念飲食不是由一個外在的專家下指令，而是由你在當下的內在經驗指揮的。你的經驗是獨特的，因此你自己就是專家。如果你把正念帶進你的烹飪或飲食當中，會不會減少或增加體重？我不知道。你會減輕的可能是你進食不開心、對食物不滿時心中的沉重感。你會獲得的可能是面對盤中食物時的那種單純的喜悅，以及在吃的這件事情上的快意自在。這些都是你做為一個人原本該有的權利。

常有人告訴我：「我很想練習正念（法），可是我太忙了，連每天擠出十五分鐘的時間都做不到。」正念不是一樁家務，不是你必須排入每天已經滿檔的行事曆，像養育子女、照料家庭等等的東西。正念不需要多花時間。它只要求我們記得在現有的日常活動中投入某種程度的深刻覺察。

說來容易，可是「記得」實際上是保持正念最困難的一個環節。儘管我已經練習以及指導正念飲食三十多年，我仍然會忘記。有一種經常惹得我大笑的正念飲食練習法叫做：「一次吃一口，或者放下餐具（第一六九頁）」。那是我最喜歡的正念飲食訓練之一，我已經做過不下數千次，但還是發現自己常會心不在焉，第一口還沒吞下去，手便悄悄伸出，準備將第二口食物放進嘴裡。

我常被問到，為何會決定寫一本關於正念飲食的書籍。那是因為我察覺到現今社會孩童肥胖問題越來越普遍，加上有人預言，由於各種肥胖併發症，包括第二型糖尿病以及肝臟損傷，在接下來十年出生的孩童將會比他們的雙親壽命更短。

我檢視過去我們用來協助人們找回天生的飲食平衡感的各種手段，了解到傳統方法是行不通的。這些方法全都有缺點，而且完全不適用於孩童。

我感覺我們需要新的方法，一種價廉或免費，適合所有年齡層、經濟水平的人採用，而且是父母可以學習然後教給他們孩子的療法。我想找一種具有正面副作用，能把益處轉移到生活其他層面，而且最重要的是，充滿樂趣的療法。就在這時，我生命中的兩條分隔的支流，我的兒科醫師職業和禪修導師的工作有了交集。我了解到，正念飲食或許就是我一直在尋找的那種「療法」。

正念飲食很有趣！不管幾歲或身體狀況如何，每個人都得吃喝，這使得我們每天起碼有三到六次機會，可以將正念的力量導入我們的生活。你不需要閉關靜思一整個星期或者是住進寺院。這種探險隨時可以進行，每次當我們拿起餐具時就開始了，不需要護照或訂機位。

多年前，當我第一次展開我為期一週的閉關禪修，我戒慎恐懼地遵循所有指示，充分知覺到每一次呼吸，每個動作和每一種短暫的感覺。當我安靜地用餐，我全心留意嘴裡的各種滋味和不斷變化的嚼勁、舌頭的活動和吞嚥的現象。我追蹤食物通過喉嚨進入胃袋，接著加入我的血流，進入細胞，一路到達我的腳趾頭的路徑。突然間，我對於自己和食物間的結盟關係的一連串體驗感到震懾不已。我發現：「啊，原來這就是融為一體（communion）的感覺！這正是在我小時候我的教堂一直努力想要教我的東西！」三十年來，我持續探索正念飲食，將它傳授給許多禪修學員和健康專家。

我們吃的食物蘊含著無數生物的生命力，因此我們能擁有生命，甚至擁有更豐裕的生命。當某種東西開啟了我們的生命，以及無時無刻存在於（往往是隱藏的）我們生命中的神祕力量之間的門扉，我們便得到了來自最深刻的真理的滋養。如果我們進食時發生這樣的事，那麼形而下的食物就變成了心靈食糧。

★節食無效

在富足的國家，我們處理問題的慣用手法不外乎：限制、攻擊或者運用科學和技術。節食行為牽涉到把某些食物監禁起來。你可以盡情吃這類食物，可是你必須對另一類食物設下關卡，從此碰都不碰！要是節食有用，（市面上）應該只有一、兩本節食書籍，而且對每個人都奏效。施行任何一種節食方法的人通常會減個八到十二磅（約三到五公斤），然後在兩年內回復原來的體重，甚至增加更多。事實上，針對節食的研究發現，如果你的目的是增重、得到飲食障礙、降低新陳代謝，那麼你可以開始採行一種節食法，然後捨棄不用，改採另一種新的節食法，然後再把它捨棄，不斷重覆。這叫「玩溜溜球」。

節食的根本問題在於，它會讓人變得習慣去尋找、依賴**外在的權威來**

源：節食大師，熱量計算，經驗交流，減重代餐包或飲品，以及最新的名人推薦減重計畫。

正念飲食（法）則是讓你回到**內在的權威來源**：你的身體，你的心和意志。這些（都）是值得信賴的、屬於你自己的智慧和同理心的根源。更別說，它們是免費而且隨時可用的！

參與我們正念飲食課程的專家常說：「我們真的不想再交（一大堆）減重食譜給那些父母了，他們和我們都心知肚明，他們不會照著做的，那根本是做白工。而正念飲食彌補了其中的缺失！」

以往我們的文化採用的其他解決方法還包括：攻擊我們身體的脂肪或消化系統。抽脂法能去除一些脂肪細胞，但如果我們還繼續攝取多餘的卡路里，會讓其他部位的脂肪細胞長得更大。問題不在我們的脂肪細胞，它們只不過是在盡它們儲存多餘熱量，以備饑荒期（只是從沒發生過）之需的職責罷了。

我們發明了減重手術來重整我們的消化系統，讓我們的胃縮得很小，或者讓我們負責吸收養分的小腸的一部分改道，這樣我們吃的食物便能通過，但不會為我們的身體提供營養。接受減重手術之後，十個人當中只有一個達到自己的目標體重，而高達三分之一的人最後又復胖了。當人再也無法靠食物來紓解壓力，有些人便轉而對酒精、鴉片製劑、賭博、購物或性愛產生癮頭。大約四分之一的病患有這狀況。問題不在我們的消化系統，它們只不過是在盡自己的職責——消化、吸收營養，讓我們保持健康。

此外我們也運用科技。（現在）有許多聲稱要發揚減重、降低食慾（行為）甚至正念飲食的APP。當然，藉由APP，我們又開始讓外在的權威者來告訴我們該吃什麼了。你可以花美金四十元買一支會嗡嗡響，來示意你可以吃下一口的餐叉；花美金四百元買可以限縮你的口腔空間，讓你每次只能吃一小口的牙套；或者花美金一萬元買一支可以直接把你胃裡的食物抽到馬桶裡的真空管。我可不是在說笑。問題不在我們的餐叉或湯匙、我們的嘴巴或胃，這些全都只是努力地各司其職，幫助我們攝取營養罷了。

研究顯示，有個方法能有效幫助我們享受進食的樂趣，改變我們的飲食習慣：那就是正念飲食，確實地練習用心留意我們吃的東西，將速度放慢一點。

正念飲食並非學習新事物

正念飲食是要你發掘自己吃得健康的內在能力。這是一種你童年時就擁有，只是被許多（外在）影響力：父母的焦慮情緒（「別吃那個糖果！你會變胖！」）；學校自動販賣機的汽水；鼓勵你邊打電玩邊吃早餐穀片的電視廣告；學校的霸凌事件；還有服裝廣告裡那些厭食的模特兒……給破壞了的能力。

你或許會認為，本書的書名《正念飲食》和必須練習正念飲食之間似乎有點矛盾，而本書也的確包含許多放慢速度、品嚐食物滋味的練習法。研究確實顯示，當人被引導放慢用餐速度，專注於自己吃的東西時，會更謹慎地選擇食物種類，以及吃的分量。不過，我們的生活很忙碌，有時必須匆匆進食，例如午餐時間被客戶、顧客或緊急電話耽誤了。這時我們仍然可以在吃東西或喝飲品的最初幾口，施行正念飲食法。

《正念飲食》一書內文的編排是為了方便你可隨時花個幾分鐘讀的一種練習法。這有助於提醒你去拓展天天都有的許多機會，暫時停下來，進入一種較為活潑的生活體驗，回到當下。生命太匆匆，我們保持清醒並且充分體驗它的機會轉眼就流失了。

當正念飲食被忽略，會導致普遍而無謂的痛苦。當正念（法）被應用在飲食上，一個充滿新發現和愉悅的世界便開啟了。那是一個當著我們的面被隱藏起來的世界。

我衷心希望這本書能幫助你開始享有吃吃喝喝的簡單行為中所蘊含的喜樂歡愉、奇妙與豐盈，進而找到面對食物時的那種真實、深邃而恆久的滿足感，並且一輩子樂在飲食。

★如何運用本書

使用這本書的方法很多。書內包含二十三種能幫助你將正念導入你與食物關係的練習法。你可以從頭開始進行，每週練習一種，為期二十三週。

你可以從第一章「九種飢餓」的各種練習法開始，接著進入該章最後一節「歸結所有飢餓：到底是誰餓了？」。這能幫助你熟悉飢餓的每一種面向，學習在進食或決定再來一份之前，迅速加以全盤評估。

當你學著去深入了解「九種飢餓」，你和食物、進食的關係將大為改觀。你將學著「聆聽」並且信任你最親密的夥伴，你的身體的智慧。它將成為你的盟友。當我們懷著正念進食，我們的吃的行為便從一種焦慮、羞愧的源頭，轉變成一種充滿舒暢、自信和快樂的源頭。

你也可以自訂探索方式，選一種符合你的需求或一時喜好的練習法，練它個一整天。無論如何，每天採用同一種練習法長達一週，能讓你有更長的時間距去醞釀許多新發現和領悟。此外這也具有練習時間更加集中、緊湊的優點，有助於你掌握新的練習法，並且把它加入你的例行性練習。

此外書中某些練習法所含的音頻檔也許對你也會有幫助。這些音頻檔列在本書第二一三～二一四頁，你可以在網址 www.shambhala.com/

mindfuleating 找到。你還可以在該網址找到圖片檔的連結，作為進行本書各種正念練習法的圖像參考提示。

針對每一種練習法，會先有一段對於該「練習法」的描述，以及若干關於「自我提醒」一整天和一整週該怎麼做的建議。接下來，我們會討論許多個人進行該練習法得到的，或者科學家、醫學研究所揭示的某些「新發現」。最後一段是一旦你持續該練習法時將會進入的「深度課程」。針對「九種飢餓」的其中幾種，我提供了不需要食物的止飢方式。每一種練習法都像一扇窗，讓我們得以一窺澈悟人生的可能樣貌。末了是「結語」，為該練習法作總結，同時鼓勵你持續加以探索。

等你練習過本書的所有內容，不妨參考第二〇九～二一二頁的「摘要提示」一節，來快速提醒自己一些重要的正念飲食原則和練習方式。

這是一本隨手書，一本將覺察、新探索和喜悅帶入飲食的書。表面上或許像是我把這種美好的練習教給你，其實在你小的時候，你就已經懂得毫不費力、快活且無比專注地吃東西了。這是你早就具備的天賦，你只需把它從它藏匿的地方找出來，拍去塵埃然後重新擁有它。

第一章

飢餓的九種面向

「九種飢餓」是被我們籠統地稱為「飢餓」的這東西的九個不同面向的簡稱。為什麼飢餓的九種面向很重要？（因為）飢餓是一種多重感覺的經驗。我們的眼睛、鼻子、嘴巴，我們的胃、細胞，我們的心甚至意志，全都可以把被我們詮釋為飢餓的訊號傳遞給我們。我們很容易混淆到底是誰——到底是我們身體的哪個部分餓了。針對每一種面向加以探索能幫助我們了解，究竟是哪一種飢餓在召喚我們，進而在飲食方面作出更好的抉擇。

有個案例可以顯示熟悉九種飢餓的益處。一位決定接受減重手術的女士告訴我，她很慶幸之前參加了正念飲食課程。手術後，她加入醫院的一個支援團體。有些女人很沮喪，抱怨說：「我以為這種手術能讓我擺脫飢餓，但我還是肚子餓！」我的學生說，支援團體中的其他人不明白，胃的飢餓因為手術而降低了，可是眼睛的餓、耳朵的餓、鼻子的餓、嘴巴的餓，尤其是心的餓，全都還在叫嚷著：「我餓了，我們吃吧！」

心的飢餓格外重要。用吃來減輕內心的苦惱只能得到暫時的慰藉。我們必須學習（培養）情緒智商（emotional intelligence），認清究竟是哪一種情緒觸動了吃的慾望，然後直接處理該情緒。當心的飢餓沒有被承認，人可以試著用食物來紓解苦悶，但他們很快便會發現，內在的批判者在攻擊他們吃得不合宜。內在裁判製造出來的多餘焦慮可能會催化出一種惡性循環：

感覺很糟，所以吃，因為你吃了而感覺更糟結果吃得更多，就這樣反覆循環。正念飲食則能讓我們退一步，問，我忍不住想吃東西之前是什麼感覺？一旦我們能辨認清那種感覺，我們就能服用一種比強迫性的吃更好的解藥。如果你覺得孤單，就打個電話，抱抱你的狗。如果你又累又煩躁，就小睡一下。或者藉由冥想或出門散散步、大口呼吸新鮮空氣來為自己提神。

我想你應該會樂於探索這九種飢餓的面向，進而發現你可以依賴它們來幫助你在吃這件事情上作出更明智的抉擇。這就開始吧！

1 眼飢餓

練習法

持續一週，仔細觀察哪些事物會引起你的眼飢餓。多留意雜誌、餐廳菜單、超市、網站和廣告看板的照片。當你坐下來用餐（你吃飯時是坐著沒錯吧？），留意什麼食物會吸引你的眼睛。特意看著你的食物，並且留意當你沒看食物時，你的進食經驗是否會起變化。要是你自己開伙，本週要在（菜餚的）視覺吸引力上多花點心思。

自我提醒

在你的午餐盒上或你經常用餐的地方，貼一張眼睛圖片或者寫有「眼飢餓」的便條紙。

每一本美食雜誌，把它放在你每天都看得見的地方，例如你的床頭几。本週內每天隨意翻個幾頁，記住是哪些內容吸引你的眼睛，讓你肚子餓。

新發現

你剛在一家高級餐館用完餐，感覺很飽，或許有點過飽了。親切的服務生：「您需要來份甜點嗎？」

你：「謝謝，不用了，我真的很飽，而且相當滿足。菜真的很美味，不過我實在吃不下了。可以幫我們把剩菜打包嗎？」

服務生（察覺你有些許遲疑）：「沒問題，我去給您拿餐盒，不過，我把甜點盤端出來讓您看看如何？」

你的腦：「應該無妨。」

於是服務生端來了甜點盤：淋了覆盆子醬的紐約乳酪蛋糕，頂著一團鮮奶油的巧克力慕絲，佐以焦糖醬的熱蘋果派，還有上頭綴著顆松露巧克力的檸檬塔。

你的眼睛：「我們可以挑一種來嚐嚐！」

你的嘴：「那還用說嘛？」

當你的胃已經滿了，但你的眼睛決定要繼續吃的時候，「你的眼睛比你的胃更大」這句俗諺便成真了。

我們的眼睛擁有極大權力可以決定要吃什麼、吃多少。也許這是因為，在我們人類演化過程的多數時期，當時食物很缺乏，狩獵採集者搜查可食用、能量豐富的動植物的能力，對於人類的生存攸關重大。我們的腦部耗去我們攝取的整體熱量的四分之一，以便它能幫我們找到含有高熱量的食物。

科學家質疑，肥胖流行病是不是由於超市和餐廳的食物過度豐富、把食物美化的烹飪節目的受歡迎，尤其是在社群媒體中無孔不入的食物影像（被稱作「食物色情」），而更加擴大。那些影像展現的多半是高熱量、高脂肪食物。二〇一四、二〇一五這兩年，食物是網路上第二大熱門搜索主題（色情是第一位）。一項最近的調查顯示，十三到三十二歲這群人有六成三曾經上傳自己（或別人）正在享用的食物或飲料的照片到社群媒體。目前光是Instagram網站就張貼了五千四百多萬張食物照片。有些大廚禁止顧客拍攝自家餐點的照片，有些則把這當成免費宣傳而加以鼓勵，甚至還提供相機腳架。

美食照片或許會讓我們對高熱量食物產生渴望，但這類影像同時也可能會讓我們實際在進食的時候，無法全神貫注在食物的滋味和口感上。全心投入是滿足感的來源。虛擬食物無法滿足嘴、胃、身體或心。

少有食物被調成藍色，也許這是因為人天生對可能發霉的食物具有警戒心。如果你把食物染成怪異的顏色，人們的反應會很有意思。有個實驗，受測餐廳的燈光刻意調得很昏暗，來掩飾食物的真實顏色。當燈光亮起，顧客們發現牛排被染成藍色，薯條是綠色，豌豆是紅色，許多人便開始抱怨自己不舒服。在另一個調查中，草莓飲料被染成綠色，結果有二成七的試喝者形容它的味道像萊姆。

研究發現，人通常是根據眼睛得到的回饋來決定自己會吃多少。當拿到一大盒免費但走味的爆米花，他們抓起來吃的次數比那些拿到中杯爆米花的受測者多了二十一次，吃下的熱量多了一七三卡。當我們用大盤子或大碗用餐，吃下的食物也更多，因為同等分量的食物在大盤子中看起來較少。在美國，人通常是在看見盤子空了或者電視節目結束時停止吃東西，而在法國，人多半是在食物「失去吸引力」的時候停止吃。

廣告商非常了解眼飢餓。他們總是雇請一些精於將食物拍攝得對眼睛極盡誘惑的攝影師。像《饕客》（*Gourmet*）《女人節》（*Women's Day*）這類雜誌也總是充滿各種讓你很想把調理缽拿出來、把烤箱預熱的美食照片。當你去看電影，看見銀幕上出現一大盒熱呼呼的奶油爆米花，或者一支六呎長的棒棒糖，你很難不往販賣部走過去。

如果你希望吃少一點，你的眼睛可以幫你。利用尺寸的幻覺，盡量用小一點的餐盤、碗或器皿。你可以離開餐廳，另外找個地方去用餐，來避免被眼飢餓主宰。讓上菜碗遠離你的視線。眼不見，心不念這話是真的。只要我們停止用自己渴望之物的景象和念頭去餵養我們的慾念，那慾念便會失去它的力量。如果你的眼睛要求：「那個看起來好好吃，我們多吃點吧。」不妨停下來徵詢你的胃，看看它是不是已經飽了；問問你的身體，這多出來的食物是否對你的細胞、器官的健康有益。

有許多方法可以透過眼睛來滋養你自己，而不必藉由食物。注意面前的空盤子的形狀和顏色。擺出餐點，在吃之前，像是欣賞藝術品那樣地注視盤中的食物，覺察到各種不同的顏色、形狀和表面紋理。

眼睛欣賞美。每天數次，每次花幾分鐘停下來，仔細觀察周遭環境中的各種事物，像鮮豔的花朵，緩緩移動的影子，辦公桌上雜物的色彩和形狀，走路時人行道上的耀眼陽光。

★結語

如果讓眼飢餓占了上風，
我們就可能吃下種類和分量都不適當的食物。
要記住，美的事物俯拾皆是，你可以用雙眼來享用它。
只要停下來用心觀察！

2 觸覺飢餓

練習法

吃東西時多留意觸感，包括類似柔滑、鬆脆、濃厚、粗糙、軟硬和清脆等嚼勁。至少一餐，放下餐具，試著用雙手進食。（你可能需要在桌邊放一些餐巾和一盆洗手用的溫水。）

自我提醒

在你經常用餐的地方附近貼一張手指、舌頭的圖片或者一張寫著「觸覺飢餓」的便條。在你可以用手指用餐的餐廳保留一個桌位。

★新發現

觸覺飢餓可分成兩類：舌頭的感覺，以及你用雙手進食時手指的感覺。

口感一詞指的是食物或飲料在你嘴巴和喉嚨裡引起的感覺。食客要求把菜餚退回廚房多半都是因為嚼勁問題，而不是味道（想想濕軟的薯條或嚼不動的肉）。在葡萄酒業，口感已變得極其重要，這一行向來有一套絕佳的詞彙來形容酒的各種特質。目前，一種「柔和、圓潤、更醇厚濃郁的口感」正在飲酒客當中流行，而造酒業也有各種方法和添加物來製造這種效果，包括添加甘油或某種酵母菌株，或者利用燻烤橡木屑來熟化葡萄酒。此外，釀酒廠還發現，當葡萄酒的黏度增加，我們也能察覺酒是比較甜的。

日本人在口感的認知上領先全球，有四百多種詞彙可用來形容各種不同的口感，而英語只有大約七十五種。

每個文化中都有一些可以文雅地用雙手享用的食物。在美國，這類食物包括許多點心或速食、脆餅和乳酪、薯片沾醬盤、炸雞、漢堡、炸薯條、墨西哥玉米餅、辣雞翅、披薩、吐司和餅乾。不包括咖哩飯、玉米糕配花生醬或麵包沾魚露。然而在印度、馬拉威還有衣索匹亞（依次對應）這三種食物人們都是用手抓著吃的。

在許多國家，人們只用雙手吃東西。他們說使用餐具就像用金屬武器攻擊食物。他們強調用雙手吃東西是一種較為投入、直接的體驗，較容易控制吃的分量，也會讓食物更加美味。當然這是有規矩的：進食前後都要洗手，而且只能用右手（左手是處理個人衛生用的）。習慣上你得捏起一小團米飯或扁麵包，沾一點蔬菜或肉醬，然後才送入嘴巴。

通常大家會圍著一張中央擺著許多菜盤的桌子團團而坐。某人可能會將一小口好菜放在別人的盤子裡。大家一起吃吃喝喝、聊聊天，能製造一種溫馨、親密感。衣索匹亞的餐館一向鼓勵客人用這種傳統方式進餐，而目前印度有些大城市的餐廳上菜時只有應顧客要求才會提供餐具。

如果你有冒險心，何不試試用雙手吃完一整頓飯？一開始可能會有點怪。（湯可以用湯匙或就著湯碗喝）。要是你不想在家裡這麼做，可以找一家印度、中東或衣索匹亞餐館，請服務生教你如何不用餐具進食。親自體會一下這會不會讓你的速度放緩，或者增加你面對餐食的專注或感官愉悅。

嬰孩很喜歡用雙手進食，儘管他們的雙親可能得忙著清掉嬰兒頭髮、衣衫前襟和地板上的食渣。新的調查發現，如果嬰兒被允許用雙手進食，他們會吃下無論分量或種類都較為適當的食物，而且較不容易發胖。這種方式能讓他們學習自我控管，我稱之為「appestat」（食慾調節），告訴你何時該停止吃的一種內在訊息。當大人出於焦慮把某種食物或者「最後一口」硬塞進抗拒的嘴裡，只求把瓶罐或碗裡的食物清空，等於是在教導小孩蔑視他們身體所反饋的，關於吃多少才是恰當的明智訊息。

深度課程

人類被碰觸時會茁壯。研究顯示，碰觸的剝奪，又稱「皮膚飢餓」，會導致各種健康和心理問題，而按摩對於多種症狀具有療效。碰觸有助於降低高血壓，增進氣喘兒的肺功能，增加帕金森氏症患者的活動力，降低糖尿病患者的血糖，減緩焦慮、沮喪和疼痛。如果有一種藥物具有這麼多正面功效，肯定會被稱作「特效藥」。這些功效的促成主要似乎是因為壓力賀爾蒙皮質醇的降低，以及多巴胺、血清素和催產素這類能帶來舒服感覺的賀爾蒙的分泌增加了。

觸覺並不是我們在進食時會專注的感官；嗅覺和味覺才是我們意識到的首要感覺。然而，被我們稱作「嚼勁」的觸覺可能極為重要。想想你咬下濕軟洋芋片的那種錯愕。用心留意觸覺和嚼勁能夠改善你的進食經驗。盡情享受巧克力在你舌上融化的柔滑感，鮮奶油的綿密質感，還有堅果或生紅蘿蔔的爽脆口感。

以現代人對清潔的著重，用雙手吃東西一開始或許會顯得怪異、骯髒，或者不衛生。根據阿育吠陀（印度傳統）醫學的教導，當人用手指拿起食物，有些營養竟然會透過皮膚被吸收，致使某些消化激素被釋放。據說這會導致人滿足於較少的食物。用雙手進食會減緩吃的速度，這的確有助於我們吃少一點。

當你帶著觸覺意識吃東西，你擴大你的意識，涵蓋的不只是你的雙手，還有嘴脣、舌頭的微妙觸覺敏感度。你的舌頭能偵測黏在你牙齒上的細小顆粒，而且一次次不斷回頭去撥弄，直到成功把它們剔除為止。試著細細品嘗一小塊巧克力融化在你口中的滋味。如果你接著吃第二或第三塊，你所體驗到的風味或愉悅有沒有什麼變化？

有許多方法可以透過觸感來滋養你自己，而不必藉由食物。溫柔地擁抱自己，輕輕按摩自己身上某個痠痛的部位。沖個熱水澡，或者悠閒泡個澡，打開所有感官迎接水流的觸感。

★結語

進食時專注於觸覺和嚼勁，能為吃這件事帶來更大的愉悅和滿足。

3 耳飢餓

練習法

試著靜靜地準備然後吃一頓飯或點心。進餐時，用心留意耳朵聽見的所有聲音。例如，聆聽光是烤吐司這件事所發出的各種聲響：烤麵包機的操作桿被按下，吐司彈起，刀子切割奶油，當你一口咬下的酥脆感，還有咀嚼、吞嚥時腦門裡的聲音。

當你和別人同桌，或者在自助餐店、餐館用餐時，花個幾分鐘靜靜聆聽吃的「音樂」，就當自己是一個為新的前衛交響樂作品尋找靈感的當代作曲者。你聽見了什麼？餐具碰撞瓷器的聲音？鄰桌傳來的喃喃交談？手機鈴聲？或許會相當愉快或有趣呢！

自我提醒

在你的午餐盒或者常用餐的地方附近貼一張耳朵的圖片，或者放一張寫著「耳飢餓」的便條。

新發現

我們很少會注意進食的聲音，但事實上我們吃東西時耳朵聽見的各種聲音對於我們的進食樂趣具有驚人的影響。有些食物是我們在吃的時候就預期會發出聲音的，像是生紅蘿蔔或洋芋片；有些食物我們則預期應該很安靜，例如布丁或冰淇淋。

牛津大學的查爾斯・史班斯博士（Dr. Charles Spence）是多感覺與跨感官整合知覺的專家。他以一項讓人們大笑繼而深思的不凡假想性研究獲頒搞笑諾貝爾獎；該研究顯示，改變洋芋片的「卡滋卡滋」脆響的頻率和音量，可以改變人們對食物有多酥脆、新鮮的感知。沒有卡滋聲或者卡滋聲的頻率不對，我們會認為洋芋片變軟或不新鮮了。同樣地，當我們吃滑嫩的布丁，突然聽見嘴裡一聲卡滋，我們會擔心布丁是不是有雜質，或者會不會是牙齒的填充物脫落了。

我們對那些會發出鬆脆、清脆或吱嘎聲的食物的強烈偏愛，也許是來自食物新鮮的暗示。有個芝多司（Cheetos）廣告說：「變脆的起司！」菲多利（Frito-Lay）公司宣稱，研究證明多力多滋（Doritos）發出的吱嘎聲最大。

我們吃東西的樂趣有部分是來自我們聽見的聲音。當人被蒙住眼睛，白噪音（一種「嗡嗡嗡」的規律聲音）傳入他們的耳機，音量越大，他們評估自己正在吃的食物的鹹度和甜度就越低。巨大的環境噪音或許可以解釋，為什麼飛機餐點或太空人的食物必須重度調味才會好吃。

有些餐廳相當嘈雜，播放音樂的分貝高到讓人不舒服，讓你和朋友間的談話變成讀脣練習。這或許是一種蓄意的手法。當噪音的音量越高，人聽不到自己吃喝的聲音，往往會吃下更多食物（而且更快地喝下更多酒）。吵鬧的音樂會迫使人們更大聲地說話。它能創造一種讓（某些）人激動、亢奮的環境。較高級的餐館通常也比較安靜，他們希望顧客能放輕鬆，多花點時間用餐，然後多給點小費。

寵物常常一聽見罐頭打開的聲音就跑過來。我們人也是容易被制約的生物。有沒有什麼聲音會讓你肚子餓？嗶嗶剝剝的爆米花？培根滋滋作響？一包洋芋片被啪地撕開？冰箱門被打開？有人敘述他們吃過的可口晚餐？

耳飢餓包括當我們聽見人家描述食物或飲料時所產生的飢餓感。在某個實驗中，服務生宣稱一瓶紅酒是產自加州的一家新酒廠，或北達科他州的一家新酒廠。紅酒是同一瓶，只是標籤上的州名改了。結果用餐者評比「加州紅酒」比「達科他州紅酒」更美味，而且願意為它付出較高的費用。耳朵聽見的東西會引起期待，而這期待足以干擾我們充分認知、品鑑食物滋味的能力。

有許多方法可以透過你的耳朵來滋養你自己，而不必藉由食物。有一種針對聲音的愉快冥想法。靜靜坐著，眼睛半閉或全閉，豎起耳朵來聆聽。忍著不去辨別或思考那都是些什麼聲音，就當是在聆聽某個陌生星球傳來的奇特又有趣的音樂。聽聽較大聲的，再聽較細微的。你能不能聽出有沒有類似碰撞的聲音？聽看看有沒有高音和低音。聽聽聲音之間，真的有靜謐這種東西？

倘若你覺得心煩或焦慮，那麼停下來，張開雙耳，專心聆聽一、兩分鐘，是個擺脫雜念、「重新還原」自己，然後心平氣和地繼續往前走的有效方法。

★結語

當我們張開耳朵，會發現樂聲無所不在！

我們時時刻刻躬逢著一場音樂盛會——只是演奏的樂器極為特殊。

4 鼻飢餓

練習法

每次你吃、喝某樣東西，停下來，呼吸一下它的香氣。如果那是不必拘泥禮節的場合，你可以低頭湊近食物，或者端起碗盤來，舉到鼻尖。閉上眼睛，嗅一嗅，然後移開，清清鼻子，然後再嗅一嗅。你會如何形容你聞到的氣味？

自我提醒

貼一張鼻子嗅香氣的圖片，或者放一

張寫著「鼻飢餓」的便條在你的午餐盒裡或者你用餐的地方。

★新發現

當你說：「這個味道真好！」我們形容的其實主要是它的氣味。我們的舌頭只能嚐出大約五種味道：甜、鹹、酸、苦，還有鮮味（umami，一種鮮味或肉香味）。其他一切我們稱為「味道」的實際上都是香味。

我們不太會重視自己的嗅覺，直到失去它，例如感冒的時候。如果你很愛吃，這損失可是非常令人苦惱的。當聞不到食物的氣味，我們會認為它幾乎等於沒味道。沒了氣味，食物的所有精妙風味也消失了。食物變成一種因為身體需要燃料而不得不吃的東西，還不如把時間和金錢省下，吃乾狗糧算了。

當你失去嗅覺，有趣的是你得留意你**到底**能偵測到什麼——其實只有舌頭的五種基本味覺。其他你會注意到的特質也只有不同食物的嚼勁，軟或脆之類的。光這五種味覺和幾種嚼勁是不足以吸引我們的。

商人非常懂得鼻飢餓，而且算準了你會受它誘惑。想想麵包店、咖啡館、速食攤，或者將令人難以抵擋的濃香，飄送到整個賣場的肉桂捲攤位的味道。當氣味對了，我們會吃得更多。比起碗裡帶有一種不協調的通心粉和乳酪氣味，當研究人員給塑膠碗注入人工肉桂和葡萄乾香味，人們會吃下更多的普通燕麥粥。

我不能吃巧克力，可是當我為賓客端上一盤，就說松露巧克力吧，我會拿起一顆來，深深地吸氣，只是享受那香味。感覺幾乎和吃它一樣美妙。

位在我們鼻子後端、負責感受氣味的細胞和我們的原始腦中處理情感和記憶的中樞之間只有兩個突觸的距離，因此氣味能激起像是慾望、反感之類的強大制約性反應。這些下意識反應甚至會在我們不自覺偵測到氣味的時候產生。永久失去嗅覺的人可能會變得很沮喪。他們會失去享受美食的樂趣，也會擔心自己聞不出火災煙霧的味道，或偵測不到自己的體味，或者可能吃下腐敗的食物。

儘管我們的舌頭只能記錄少數幾種味覺，我們能分辨的氣味卻有好幾千種。我們的鼻子能偵測小到像某些物質的分子的微粒。研究顯示，女人的鼻子比男人靈敏。那些擦香水來吸引男人的女人恐怕是白費心機和金錢了。男人鍾情的香味都和食物有關，像是烘培麵包、香草和烤肉的氣味。

有許多方法可以透過你的鼻子滋養自己，不須藉由食物。來趟冥想漫步，途中特別留意各種氣味。如果你在家裡，試試看嗅聞各種產品：香皂、洗衣粉、乳液、化妝品。你可以打開香料罐，嘗試各式各樣的香味。你能不能形容你偵測到的？有沒有哪一種香料的氣味讓你覺得比較放鬆、平靜？能讓你感到亢奮或精神大振？有沒有哪些香料的氣味讓你回憶起往事？

★結語

倘若你注意到食物的香氣，將會豐富你的進食經驗。

倘若你多留意你周遭的各種香氣，將會讓你此生的生活經驗更加豐富。

5 嘴飢餓

練習法

在你吃面前的食物之前，暫停一下。看著食物，留意嘴巴對食物的渴望。以零分（沒有嘴飢餓）到十分（我的嘴什麼都想吃）的級數為你嘴巴的飢餓程度評分。

用餐當中，每隔幾分鐘停下來，評估一下嘴飢餓。有沒有變化呢？

用餐時如果沒有一邊做別的事，例如談話、看書或看電視，會比較容易追蹤嘴飢餓的狀況。

如果你想拓展對嘴飢餓的知覺，你一

整天都可以觀察。嘴巴如何向你傳達「請放一點東西進來」的信號？嘴飢餓是什麼感覺？試試看問嘴巴它想要什麼以及為什麼。它是想要鹹、甜、酸、酥脆或軟滑的東西？還是說你其實是口渴？

自我提醒

貼一張嘴巴的圖片，或者放一張寫著「嘴飢餓」的紙條在你的午餐盒裡或者你經常用餐的地方。

新發現

嘴巴喜歡各種感覺，變化多端的感覺。它或許很愛鹹鹹的玉米薄餅，但不久它就膩了，想要莎莎醬或奶油醬來沾著吃。問你的嘴巴，今天它是否嚐夠了各種滋味。我猜它會說：「當然沒有，你有什麼特別或感興趣的東西要讓我嚐嚐的？」

我把嘴巴稱作「永不饜足的慾望洞穴」。當我們吃到十分飽，甚至過飽了，服務生端來點心盤，這時眼睛和嘴巴會叫嚷：「我們來一點吧！」食品廠商非常了解嘴巴熱愛的味道和嚼勁，把它們徹底融合在堅果鹹味焦糖冰淇淋這類食物當中，是又甜又鹹，又柔滑又酥脆。食品廠商深諳該如何透過眼睛所觀察的來誘惑嘴巴。今天我才在雜貨店貨架上發現火辣芝多司玉米脆條（包裝上的脆條冒出火焰來）、爆漿起司多力多滋、吉拉德利濃黑覆盆子亮滑巧克力棒，還有家樂氏 Krave 雙倍巧克力夾心早餐穀片（加了幾乎和棒棒糖一樣多的砂糖）。

假設你剛坐下來享用一碗搭配你最愛的醬汁的義大利麵。第一口美味極了！第二口也是。你對它的調味發表了一點意見，然後和你的朋友聊起了你們去過的最佳餐館，和你們吃過的最美味的義大利麵。突然間，你低頭一看，發現盤子空了。那盤可口的義大利麵哪兒去了？才吃幾口你就食不知味了，因為你忙著聊天。你沒有吃**這一刻**在你面前的**這一口**食物，卻想著以往吃過的食物。嘴巴的飢餓並沒有得到滿足，於是嘴巴要求吃第二份。它還很餓。如果你吃這第二份的時候一邊聊天或看電視，你可能又會覺得莫名地不滿足，想要再來一份。

這是漫不經心的進食。嘴巴常會引誘我們吃得漫不經心，我們都會這樣。我們也都可以學著改變。甚至一點小改變，每天幾分鐘的用心進食，便能讓我們對周遭以及我們內在的世界有不同的體驗。

等到我們吃第三份時，肚子已經在呻吟了，然而嘴巴可能仍在要求品嚐更多味道。如果你能靜靜地、心無旁騖地用餐，「心口合一」，那麼吃一份或許也就夠了。滿足嘴飢餓的關鍵是投入，將我們的所有注意力放在嘴巴上，打開我們的意識接收所有嚼勁、動作、氣味、聲音，細細品味吃喝的各種感動。

深度課程

有個洋芋片的廣告說：「嘴中的派對」。想真正體驗嘴中的派對，其實並不需要太強烈的調味。想要滿足嘴巴對感覺的飢餓，光是把食物放進嘴裡、咀嚼然後吞下是不夠的。如果我們想在吃東西時得到滿足感，我們的心必須意識到嘴裡發生的狀況。倘若我們分心，還不如吃報紙配醬汁算了。倘若我們投入而又熱切，就算食物不合我們的胃口，也可能變得格外有意思。

研究顯示，當人學會專注在自己吃的東西上，他們會吃下較多對的食物、對的分量。就像一位男子在某個正念飲食體驗營中大聲疾呼的，「吃是我這輩子最愉快的經驗（性愛除外），一天可以來個好幾次。不用心投入的話簡直是跟自己過不去！」一點沒錯。

滿足和飽足是不一樣的體驗。飽足是肉體的感覺，一種腹部被撐開、壓迫的感覺。滿足則是情感上的，是一種輕鬆、寧靜的體驗。它不是取決於食物的分量。有位女士告訴我，她在參加正念飲食體驗營之後的一年之內減了三十磅體重。她是怎麼做到的？她開始深思一個問題：我為什麼要吃？出現的答案是，為了得到平靜。因此，她決定只在感覺內心寧靜祥和的時候才吃東西。沒有刻意節食，沒有任何勉強，只是放慢吃的速度，以便能專注於內在的騷動，並且在它們轉換成寧靜的時候加以留意。然後停止。

我們都很忙，有時不免得要匆匆進食。但是我們也都可以從容地「餵食嘴巴」，用心品嚐最初幾口食物或者最初幾口飲料的滋味。這麼做所帶給你的愉悅或滿足或許會誘使你願意多花點時間專注地進食。

★結語

倘若你想享受「嘴中派對」的滋味，
你的心也必須參加。

6 胃飢餓

練習法

多留意從那個被你叫做「我的胃」或「我的肚子」的部位傳出的各種感覺。進食前，把注意力放在你的腹部，問你的胃它有幾分飽：是空腹，兩、三分飽，半飽，七、八分飽，很飽或者過飽？接著問你的胃：「你現在有餘裕處理多少食物？一碗？兩碗？三碗？四碗？還是更多？」

用餐到半途時重覆這些問題，結束時再問一遍。

關於飢餓和飽足，你的胃可以對你說

些什麼？

自我提醒

在各種地方，包括你用餐的地點，貼幾張胃的簡單圖片，或者寫著「問問我的胃」的便條。

新發現

許多被我們辨識為飢餓的訊息是來自我們的胃。它會咕嚕嚕叫、抽搐或折騰，告訴我們：「我空得發慌！」承認這事很難為情，因為我是個醫生，但我是直到施行了多年的正念飲食之後，才了解胃是品嚐不出食物味道的。胃沒有味蕾！我們可能會想：「我的胃肯定會喜歡這食物的滋味」，其實胃根本不在乎。

胃真正在意的是容量，也就是說它有多撐。當我們習慣性地吃得過飽，我們會失去感應那些飽足訊息的能力。胃得花極大的工夫，有時得苦幹好幾小時來處理我們送下去給它的東西。在正念飲食中，我們會回頭去和我們的胃產生聯繫，並且善待它。當人們開始專注地進食，他們常會抱怨說，當他們問自己的胃關於飽足和容量的問題時，總是得不到答案。然而，只要他們繼續問，經過一、兩天，他們便會得到，或者感覺，有了回應。真是令人振奮！這是人在吃這件事情上，從求助於外在的專家來源——書籍、電視名人、電影明星，轉而信賴自己身心、意志的內在智慧來源的第一步。

有些人發現，縱使他們的胃傳出它已經飽了的訊息，他們還是會坐下來吃一頓正餐。他們吃只是因為時鐘指著正午或晚上六點。哥倫比亞大學研究人員發現，體重過重的人遠比一般人更容易忽略自己的胃發出的訊息，而且容易受到像是食物的誘人外觀，或甚至用餐時間到了等等外在因素的影響。如果時鐘在十點的時候被刻意調到正午時刻，他們便會吃一頓午餐。體重正常的人就不會，因為他們和自己的內在而非外在訊息取得協調，讓它們來決定是不是餓了，是不是飽了。

研究顯示，被分配到一大碗乳酪通心粉的三歲小孩會吃夠了然後停止。然而，五歲小孩會勇敢地努力吃完。他們天生的食慾調節中樞遭到大人壓迫他們「把菜吃光」，以及「想想非洲和印度那些沒飯吃的孩子」的誘拐。

知道自己什麼時候吃飽是每個人在幼兒期和童年初期就有的能力，可是長期吃得過飽會壓制我們的五臟六腑不斷傳給我們的訊息。這是大好的消息。我們不是想創造新的東西，而只是重新學習它。

沖繩居民是全球最長壽的族群之一。他們有句俗語：「腹八分目」，意思是說吃飯要吃到五分之四飽（也就是八分飽）。前面四分可以讓你維持健康，可是如果你吃下最後那第五分，將會鼓舞你的醫生。那些學習在一頓飯當中不時查看自己的胃的人幾乎都會發現，比起平時習慣的食量，眼睛和嘴巴共謀決定該吃大份或小份，以及是否要吃第二份，而不甩胃的反應，少吃一點讓他們感覺相當滿足。

有個參加正念飲食體驗營的男性驚嘆：「我對自己的胃太不厚道了！從現在起，我一定要尊重它的意見。」我們期待自己的身體能完美運作，當它辦不到，我們就鬧彆扭。「我以前明明很會吃辣的」，「怎麼我一喝汽水就胃灼熱呢？」當我們無法像十年前那樣做事或吃喝，就會覺得自己出了問題。

沒有東西能在沒完沒了的刺激、煩躁的轟炸之下茁壯。我們的身體，就和其他一切東西一樣，是不斷在改變的。倘若我們能認知到這種波動，並且去適應它，我們將會快樂許多。當我們聆聽自己的胃想告訴我們的，只給它適當分量和種類的食物，並且讓它在餐餐之間得到休息，它和我們都會快樂得多。我們這一生只有一個身體，它辛苦工作來照料我們，沒日沒夜，我們也得要好好照料它來作為回報。

有個簡單的方法可以將慈愛善意的養分傳送給你的胃。它起源於氣功。氣功可用來平衡身體活力、促進鬆緩和健康。將手放在肚子上，劃圓圈輕輕按摩，由小到大共劃二十四圈。接著以反方向，由大到小劃二十四圈。結束後，讓手輕輕擱在肚子上一分鐘。

★結語

和你的胃做朋友。徵求它的建議並且照著做。

它會有助於讓你越來越健康。

7 細胞或身體飢餓

練習法

一天當中數次將注意力集中於你的身體，尤其是下半身。問你的細胞或整個身體：「現在吃或喝些什麼對你比較好呢？」

試著在不餓的時候，到雜貨店逛一逛。慢慢沿著外側通道（通常陳列著未加工的天然食物），在經過各式各樣的食品和飲料櫃的時候問自己的身體：「現在什麼東西對你比較營養呢？」

☆自我提醒

貼一張身體的圖片或一張寫著「細胞飢餓」的便條在你經常用餐的地方。你也可以設定讓鬧鐘每天不定時地響個幾次。當它響了，暫停一下，問你的身體同樣的問題：「現在什麼東西對你比較營養呢？」

☆新發現

在我們小時候，我們非常注意自己身體發出的，什麼時候該吃、什麼時候該停的訊號。倘若可以選擇，我們會本能地意識到身體需要哪些食物，或者多少食物。

長大後，這種內在智慧迷失在一大堆令人迷亂的告訴我們**應該**怎麼吃的內在、外在聲音當中。我們從自己的雙親、同儕、廣告和健康課程、科學研究和減重醫師、電影和鏡子接收各種相互矛盾的訊息，而這些訊息製造了大量致使我們無法單純地吃、吃得適量的混亂慾望、規則和內在批判。如果我們想重拾和食物之間的健康、平衡關係，最重要的是必須學習讓我們的意識轉向內在，重新聆聽我們的身體一直在告訴我們的，關於它的各種需求和滿足的聲音。學習傾聽細胞飢餓是正念飲食的一項基本技巧。

在秋天，你可能會意識到「寒冷飢餓」，一種細胞飢餓的季節性面向。當氣溫驟降，身體會開始索求更多食物。在以前，人類尚未開始居住在空調良好的房子的時期，聆聽、回應此一要求的行為對我們的生存是至關重要的。我們需要多加一層隔離脂肪層來維持內臟器官的溫熱。我們需要更多熱量，好讓體內的熔爐持續燃燒下去。尤其懷孕或哺乳中的女人，更需要多餘的熱量和脂肪，以備萬一糧食短缺之需。

生病時，我們能「聽見」我們的細胞的要求。當我們腸胃炎痊癒，我們的細胞對淋了巧克力醬的香蕉切片或油膩的漢堡沒興趣。它們會告訴我們：「只要清湯和蘇打餅。」當我們得了感冒，它們可能會呼喊：「我要橘子汁！」

★深度課程

身體自有它的智慧，能告訴我們很多關於它需要什麼的訊息，只要我們能聆聽。可惜的是，當我們長大成人，我們再也聽不見自己的身體想告訴我們的，關於我們需要什麼的聲音。我們的嘴想要糖果的甜蜜滋味，我們的心要求像感恩節吃的那種肉汁馬鈴薯泥，我們的腦子說：「你別想大吃大喝！」我們忘了徵詢自己的身體。它一直在傳送訊息給我們，只要我們肯停下來注意聽。

最常和飢餓混淆的感覺是口渴。如果你在奇怪的時間肚子餓，不妨喝點東西。如果是溫熱、柔和的飲料，或許也能舒緩心飢餓。

透過正念練習，我們會對細胞飢餓更加敏感，並且學會區分身體真正需要的，以及嘴巴和腦子需索的。如果我們停下來聆聽的次數夠多，並且夠用心，最後我們或許能擁有某些動物的本事——嚐一口食物，便「知道」那是我們需要的。當我們的細胞需求更多鉀，我們就吃香蕉；當我們需要β胡蘿蔔素，就吃紅蘿蔔；當我們需要蛋白質或鐵，就吃蛋或肉；當我們的細胞需求維他命C，就吃橘子或葡萄；當我們需要鎂，就吃巧克力；當我們的身體需要omega-3脂肪酸，就吃亞麻仁籽、馬齒莧或魚。同時我們也會了解飢餓和口渴的差別。

聆聽細胞飢餓需要時間和練習。會發生的，要有耐心。持續問你的身體需要什麼。

★結語

有個非常簡單的方法，可以訓練自己，

聆聽我們的身體想告訴我們什麼。

進食前暫停一下，將注意力轉向內在，

問身體它需要什麼來維持它的運作。

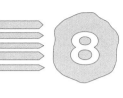

8 腦飢餓

練習法

意識到你的腦子想告訴你的關於食物和飲料方面的事。聆聽腦子對於你「應該」吃、喝什麼，以及「不該」吃、喝什麼，有些什麼說法。要注意對於同一種食物有沒有反對的聲音發出不同的意見。舉個例，腦子說：「我真的好渴，很想喝可樂。」另一個聲音說：「可樂對你不好。忘了嗎，一顆牙齒放在可樂裡會溶解喔！還是喝果汁吧！」另一個內在聲音打斷說：「你不需要那麼多熱量啦。」另一個聲音說：「可是你需要咖啡因。你開車都打瞌睡了，去買罐可樂吧。」然而又有別的聲音說：「你對咖啡因上癮了，你應該不必靠它就能保持清醒才對。快啟動你自己的咖啡因吧。」

進食前，暫停一下，看著你的食物。往內在聆聽，看你的腦子對你面前的食物和飲料有什麼話說。

★自我提醒

貼一張腦的圖片或一張寫著「我的腦袋對食物有什麼說法？」的便條在各個地方，包括你慣常用餐或吃點心的地點。

★新發現

腦飢餓取決於人的思維。這些思維包括資料、數字、指令和批判。

「我應該多吃點蛋白質。」

「我應當來客冰淇淋。」

「那篇雜誌文章說我應該每天喝十二杯水。」

「雞蛋對你很好，含有很多蛋白質和維他命A。」

「雞蛋對你不好，膽固醇含量太多。」

「你沒有照節食菜單吃東西，真是沒藥救的傢伙。」

腦飢餓受了我們透過眼睛、耳朵所接收到的東西，以及我們閱讀、聽聞的言語的影響。無數烹飪書提供了可以滿足腦飢餓的食譜，無數節食書提供了滿足腦飢餓的食譜。

各種構成腦飢餓的聲音都必須聆聽，但應該要搭配一大粒鹽巴。（不過也不要太大粒，因為目前鹽被認為「不健康」）。「每天都應該以一頓豐盛的早餐作為開始。」「你一天應該吃六餐。」「為了燃燒脂肪，你應該略過早餐，這樣的話你等於連續禁食了十八小時。」「糖是毒藥。」

人應該吃得科學、食物是醫藥是美國獨有的觀點。這導致我們總是焦慮等待著最新調查研究的發表，追隨最新的減重食譜，最好是由一個上鏡頭的醫生推薦，並且被某個電影明星採用的。警覺到此一趨勢的食品及飲料產業不斷研發新產品，透過廣告來餵食我們對飲食的焦慮。

新聞工作者麥可・波蘭（Michael Pollan）在他發表於《紐約時報雜誌》（*New York Times Magazine*）的一篇文章〈我們的全國性飲食失調〉中寫道：

我們已經學會根據數字（卡路里、碳水化合物、每日營養素建議攝取量、價格等），來選擇我們的食物，依賴自己的閱讀和計算能力的程度遠超過依賴自己的感官。的確，我們完全失去對自身味覺和嗅覺的自信，這些感官偵測不出科學教我們得要擔憂的宏量營養素和微量營養素，不過，反正現在的食品加工業者也很精於矇騙它們。美國的超市，冷颼颼的而且堆滿大量印滿了密密麻麻訊息的、密不透氣的密封包裝的商品，有效地斥退了嗅覺，鼓舞了視覺。

難怪我們身處驚人的富裕豐足之中，卻變成全世界最焦慮的食客。

我倒覺得我們其實是斥退了鼻子，鼓舞了腦袋。是腦袋讓我們焦慮，而不是鼻子或眼睛。腦以為只要它能源源不斷提供我們真相，關於營養的科學事實，身體就會合作，吃得妥當。然而這些「事實」顯然是暫時的，一個活動標靶，每當有新的研究被發表或者新的醫學權威出現，就會改變。在我小時候，奶油是「好東西」。在醫學院，我們被教導它是「有害」的，因此醫生建議以人造奶油替代。最近幾年我們發現人造奶油含有反式脂肪酸，因此奶油又變成「好東西」了。這些醫學發現足以造成一種慢性焦慮的病狀。當腦子煩惱著「該吃」和「不該吃」，我們對真正在嘴裡的食物的享受已經化為烏有。

★深度課程

當我們消化食物，身體會留住它需要的，把剩餘的排泄掉。可是腦子並非如此。

所有我們放進腦子裡的東西全都被留下了。倘若你去看一部電影，接著閉關冥想，你會連著好幾天體驗到許多電影場景在腦際閃過。我們不會經常偵測到這些殘留的記憶，因為我們的腦子太活躍了，可是它們始終在那裡。它們甚至可能在多年後出現在我們的夢中或冥想當中。

冥想是清理腦內倉庫的好方法。當你坐下，靜下心來，許多舊記憶會浮上檯面，就像沸騰水壺裡的泡泡。有些記憶會讓人不舒服，但只要你不予理會，只要你任由它們浮現、存在而後消失，你就不會為這些記憶增加業力軌跡（karmic traces）。只要你不試圖擺脫那記憶，或者緊抱著它，一次又一次重溫它，它的力量就會消失。它可能會再度浮現，可是它終究會消弭於無形。漸漸地你的腦袋也會變得輕鬆澄淨許多。

我們的腦子藉由吸收新訊息、發掘新事物而得到滋養、擴展。如果你把你閱讀、聽聞的東西當作給腦子的食物，你或許就會改變自己慣有的媒體消費模式。仔細想想何者對你的腦子比較健康，「實境」秀或者紀錄片？自傳書籍或者八卦雜誌？長期接收關於全球災難的新聞報導，或者關於善良、勇氣和寬宏人性的事蹟？就像身體依著它所攝取的食物而成長，我們的腦子也會依著它所吸收的東西成長。你可以進行短暫的媒體戒斷（請見第一一七頁「戒媒體」）看看那會對你心靈的平靜產生什麼影響。

腦子有兩種功能——思考和覺察。這兩者你沒辦法同時完滿地達成。正念飲食就是要你放開一切雜念，打開所有感官。有一句人生箴言說：

覺察帶來親密感，親密感帶來單純的快樂——無論我們當下正在做什麼。

★結語

你可以思考關於食物的事，也可以用心覺察自己正在吃什麼。後者帶來的享樂和滿足會大得多！

9 心飢餓

練習法

當你在餐餐之間突然很想吃零食或喝點什麼，請檢視一下，在這股衝動升起之前，你正感受到什麼樣的情緒，或者正興起什麼念頭。

如果你吃了零食或喝了飲料，那些念頭和情緒會改變嗎？

自我提醒

貼一張心的圖片或者放一張寫著「心

飢餓」的紙條在你的午餐盒裡，或者你經常用餐或吃點心的地方。

新發現

心飢餓主要源自情緒、記憶、佳節喜慶，以及孤寂或親密關係。

我是從正念飲食體驗營的一些會員的言談中察覺到心飢餓的。他們熱切談論著家族慶典時吃的食物，生病時母親為他們做的食物，和親愛的人共享的食物。顯然食物本身不如它們所激起的心情或情感來得重要。對那些食物的飢渴來自想要被愛或關懷的慾望。那些個特殊日子的回憶為這些食物注入了溫馨與幸福。

我們會對食物起什麼樣的情感反應取決於我們的昔日經驗。例如，研究發現，當中國留學生剛來到美國求學時，餅乾並不是他們的療癒食物。

然而，經過一年的歡宴交際，常備有餅乾招待，餅乾就變成他們的療癒食物了。在我們的道場，當我們要求大家留意自己在突然想吃零食之前是什麼感覺，他們發現的情緒十分錯綜複雜，包括沮喪、哀傷、氣惱、無聊、焦慮、失望、憤怒、困惑、不安和不耐。注意這些情緒全都屬於負面或討人嫌的情緒類型。

此一發現引發許多有趣的問題。我們是不是經常為了改變自己的腦或心的不安狀態而吃東西？我們吃東西是不是為了安撫自己，為了擺脫，起碼是掩飾，不安的情緒？不盡然，因為有時候我們吃是因為我們覺得開心，或者想要慶祝。

許多參加正念飲食體驗營的人告訴我們，他們感覺自己內心有一個大洞。他們說的或許和親人或寵物的死亡有關。那會讓人體驗到悲傷或疏離，欠缺歸屬、格格不入的感覺。佛教的第一聖諦是，生而為人即是為了受苦。

對多數人來說，受苦指的並不是在戰場上被擄或者被凌遲，而是比較微妙的東西。就像一個十幾歲女孩哀傷地對我說的：「我總覺得哪裡不對勁，但我不清楚究竟是什麼，也不知道該怎麼彌補。」可能是潛藏在內心的一股無孔不入、不安分的根本的不滿足感。你和其他人之間隔著條鴻溝。你和別人聊天，可是感覺不到親密感或快樂。你吃東西，可是食不知味。

許多人意識到他們吃是企圖填補破洞，這洞不在胃裡，而在心中。這個習性往往是在童年時期養成的，那時候我們可以用來應付家中各種苦惱的手段並不多。食物是現成的，一個可靠的朋友，就算得用偷的?!吃是我們照料身體的方式，可是我們得要了解，進入胃裡的食物絕不可能減輕我們內心的空虛或痛楚。

體驗營有個女人哽咽地對我說她正經歷令人困惑的人生過渡期。她是個烹飪高手，多年來對於自己能夠為丈夫和三個兒子親手料理三餐感到無比自豪。如今兒子們長大了。上次他們回家時，對她說：「媽，妳老是忙著做菜，替我們上菜，從不曾坐下來和我們一起用餐。快過來坐下。」她不懂他們為何對她做的菜不再感興趣。

我對她說：「在他們小時候，妳餵養他們的胃，同時也餵養了他們的心，因為妳用愛心做菜。如今他們已經長大成人，他們有能力買任何自己喜歡的食物來餵養他們的胃。如今他們了解生命稍縱即逝，家人共處的時間很寶貴。他們是在要求妳坐下來，和他們同席，大家一起聊聊天、說說笑笑。他們想要有多點時間跟妳在一起，能滋養他們的心飢餓的相處時間。」

每當和人們閒聊療癒食物，總會發現一個關於親情、愛和友誼的溫馨故事。全世界所有的豐盛食物都填補不了我們的心飢餓。心是由我們和自己的親密感以及和別人之間的親密感來滋養的。

我們不能老是依賴別人來滿足我們對親密感的渴望，因為人是會變的。他們會搬家，他們會移情別戀，他們會得阿茲海默症，把我們當陌生人，而最終他們會死。

我們必須知道該如何不用食物來餵養自己的心。方法很多：走入大自然，和寵物或小孩玩耍或者進行歸心祈禱（centering prayer），從事任一型態的創意活動，像音樂、木作、舞蹈、陶藝、布藝或繪畫。你該選哪一種呢？給你一點提示：從事能夠餵養心靈的活動時，你會忘了時間。而當你「回到」現實，你會感覺神清氣爽。請你找到自己的方式，即使只是小事，以便天天滋養自己的心。

我們不能依賴食物來填補心中的缺口。到頭來還是得靠和當下時刻的親密感來滋養我們的心。我們常把突如其來的親密時刻稱作「尖峰時刻」。有些人也許會認為那是偶發的，事實上這樣的親密感垂手可得。只要我們停止活動和思考，放開過去和未來，全面開啟所有感官，它就會出現。我們可以學習和身邊的任何事物一起體驗這份親密感，人或植物，石頭，米或葡萄乾。這正是尖峰時刻帶來的感覺，真正活在當下的一種酸酸甜甜的深刻滋味。

當這種存在感將我們充滿，所有飢餓感就消失了。一切事物，一如它們的原貌，無不自在圓滿。

★結語

倘若我們沒有每天滋養自己的心，

無論多麼美味的食物，都無法讓我們獲得真正的滿足。

相反地，倘若我們懷著正念進食，一種親密、相依的感覺便會升起。

這時，不管什麼食物都能滋養我們的心。

10 歸結所有飢餓：到底是誰餓了？

練習法

一旦你逐一施行過九種飢餓的練習法，你就可以問這個重要問題：到底是誰餓了？當你坐下來吃東西，暫停一下，針對九種飢餓迅速作一下評估。以零到十的級數，為每一種飢餓——眼、觸覺、耳、鼻、嘴、胃、細胞、腦和心飢餓打分數。剛開始練習時，可以省略掉觸覺和耳飢餓，會容易些。

等你認知到自己對每一種飢餓面向的評分，你便可以針對該吃哪些食物、每一種食物該吃多少，作出明智的決定。

自我提醒

在你的午餐盒裡或者你經常坐下來用餐的地點附近放一張寫著「九種飢餓」的紙條，或者一張包含九種相關人體部位的圖片。

新發現

只要你練習為飢餓的九種面向評分，你很快便能學會這種評估工作。事實上，和你同桌的人說不定根本不會察覺。一旦你學會調查出餓的究竟是你內在的哪個部分，並且養成習慣在每次進食前停下來進行這項練習，你將可以對該不該吃作出明智、體貼的決定。而且，當你決定吃的時候，你也可以針對該吃哪些食物以及該吃多少作出更明智的抉擇。

如果你記得在用餐中途，尤其在點第二份之前，再一次進行這項快速評估，將會非常有助於調整食物分量以便符合身體的實際需求。

當人學習快速地檢視九種飢餓，他們往往會對自己的發現感到詫異。他們可能覺得自己還很餓，可是他們的胃卻說：「我還在處理一小時前吃的那一餐呢，拜託讓我喘口氣吧！」或者當他們開始喝汽水，他們的嘴巴說：「不要啦，那會讓我覺得黏膩，甚至更加口渴。請給我冰白開水或熱茶。」或者他們會發現自己的嘴巴吵著要吃甜食，他們的細胞卻說：「不，謝了！記得吧，糖能讓我們瞬間提神，可是沒一會兒就又沒勁了。我們會渾身無力，腦袋昏昏沉沉。現在我們需要的是蛋白質，以便撐到中午，來點堅果吧！」

接著你會怎麼做呢？這是正念飲食最有趣的一面。當你評估飢餓的九種面向，卻得到矛盾訊息的時候，你會怎麼做？

深度課程

一旦你覺察到九種飢餓發出的訊息，你就有得選擇了。一旦你有了選擇，你就跨進了自由的領域。有句人生箴言說：覺察帶來抉擇，而抉擇帶來自由。

當你學會躍升到覺察的層次，當你有能力問：「到底是誰餓了？」你就不再是一個被舊習性綑綁的生物，你已經展開了自由之旅。

就像一個載了九名任性乘客的巴士司機，大家搶著告訴你該如何駕駛（快一點，慢一點）？該往哪裡去（去大賣場；不，送我回家）？這位巴士司機不能對這些信號作出情緒化的反應。他必須聆聽，仔細考慮每個乘客說的話，然後針對該怎麼開車、該往哪裡去作出面面俱到、聰明而有慈悲心的決定。同樣地，透過正念飲食，你，身為你的身體這個載具的司機，也要學著聆聽飢餓的九種面向發出的訊息，然後針對該吃什麼、該到哪裡吃、該吃多少以及該吃多快，作出周全、明智而慈悲的決定。

假設你剛吃完餐點，正在考慮要不要再來一份。於是你檢視飢餓的九個面向。眼睛說：「我喜歡剛才吃的那些草莓的豔紅色。」嘴巴說：「同意。我們就再來一份加了很多鮮奶油的草莓酥餅吧。我喜歡鬆脆麵皮、多汁的莓果和軟滑濃郁的鮮奶油的鮮明對比。」胃說：「我真的好飽，而且我還得花一個多小時處理你們塞給我的東西。還記得吃得太飽有多麼不舒服嗎？」細胞說：「我們已經有很多好的營養素和足夠的脂肪了，不需要那麼多。」腦袋說：「你們在說笑吧？別貪吃了，已經夠了！」心說：「我覺得甜食很療癒，我們多吃點吧。」

這時，你從超然的覺知地位，仔細考量從飢餓的九個面向捎來的訊息。你決定再吃三顆草莓和一小團鮮奶油，然後全心全意專注在你以智慧和慈悲心所選擇的東西上，慢慢地享用。以這種方式進食，所帶來的體驗是充滿親密和滿足感的（而且可以避免吃下整份草莓酥餅勢將引起的懊悔和自責）。

正念飲食能幫助我們跳脫自動駕駛，進入覺知層次。一旦我們進入覺知，那使得我們的飲食變味的焦慮便消失，被好奇、新鮮事、享樂，甚至喜悅所取代。

★結語

當我們認知到飢餓的所有面向，

我們便能針對該吃什麼、該吃多少，作出聰明的決定。

當我們沒有被嘴巴的需索和心的任性給擊垮，

我們便贏得了能夠帶著覺察進食，並且妥善照料自己的信心。

第二章

探索

正念飲食有賴幾個重要改變作為基礎。其中一個是內在的批判者，那個亦步亦趨緊盯著我們的各種過失和錯誤，並且憤怒指責我們的聲音。我們不再依靠這個內在裁判在我們作出它不贊同的食物選擇的時候，怒斥甚至謾罵我們，而轉向內在的探索和好奇。在正念飲食中，你同時是科學家、實驗動物和實驗環境。當實驗動物（你）吃東西時，好奇的科學家（你）觀察、記錄著你的身體、心和腦（實驗環境）所發生的狀況。

你很難找到比這更有趣的探險活動，針對你那獨一無二的內在運作展開的探險。在禪修中，我們會冥想一個根本問題（公案），我是誰？或者，我稱作自我的這個現象是什麼？它是如何運作的？在正念飲食中，我們會有許多發現，能讓我們對這其中某些問題的答案有些頭緒。

科學家每天都會有許多和食物相關的新發現。我練習正念飲食已數十年，仍然不斷有新發現。你也可以親自試試！

11 嘗試一種新水果

練習法

選一種你從來沒吃過的水果。超市是很棒的物色場所。刺角瓜、紅毛丹、山竹和一些進口的水果都是不錯的選擇。

拿著那顆新水果坐下來，用所有感官來探索它，讓九種飢餓來引導你。（這是讓孩子們認識正念飲食和飢餓的九種面向的一個好方法。）用你的眼睛觀察它，就像欣賞一件雕塑品。針對每一種飢餓，問：「我注意到了什麼？我會如何向別人描述這東西呢？」接著，把它切開。你看見了什麼？嗅一嗅它，觸摸它的外皮和果肉。放一小片到嘴裡，讓它在口中滾動一下，辨識它的各種滋味。咀嚼、吞嚥時，把全副注意力集中在嘴巴。你的嘴想不想多吃一些？然後問你的胃想不想要更多。問你的細胞或內臟喜不喜歡這種水果。問你的腦子要不要你再多吃點。問你的心覺不覺得這種水果很舒心或療癒。

自我提醒

把「新水果」納入你的採購清單，或者在你的社群網頁貼一張水果照片，以及你專注品嚐它的經驗分享。

新發現

如果你活在一千年前，你不會有科學儀器來分析某種沒吃過的食物的營養成分。你只能靠自己感覺器官的經驗和別人的經驗。（別吃那種水果，它害某某某生病死了。）如果你在現代超市買一種陌生的水果，你可以獲得保證，已經有很多人嚐過它、喜歡它而且吃了沒事，甚至對它有需求。

我建議嘗試沒吃過的水果是因為人天生喜愛甜食。而且你可以生吃水果。你也可以用沒吃過的蔬菜來進行這種練習法，像是蕪菁、佛手瓜、紫葉酢漿草、荸薺、樹番茄或羅馬花椰菜，不過你得查一下該如何切洗烹調（網路上多的是這類資訊）。

當我陪孩子們嘗試這種練習法，有些孩子很勇敢，急著想探索。「哇，真酷！一定很好玩！」有些則比較膽小、抗拒。「看起來好噁，我才不要吃呢。」不過，當他們看見別的孩子嚐了一口而且很喜歡的樣子，他們可能就會跟著吃。我們這些成人的腦子裡也會有類似的聲音，我們都很容易落入一種老是吃同樣食物的安穩習性。

我們以為自己對食物有若干先天的偏好，其實我們唯一與生俱來的偏好是對甜味的喜愛，以及對苦味的排斥。我們已經習慣了獨鍾某些食物，而這開始於我們的母親在我們出生前所吃的東西。

羊膜水帶有媽媽吃的食物的味道，因此媽媽吃什麼，胎兒也嚐得到。要是媽媽常吃特殊食物或者大蒜之類的辛辣食物，她們的孩子在出生後將會特別喜愛這些食物。就如美食作家碧．威爾森（Bee Wilson）二〇一六在廣播節目《清談》（Fresh Air）中說的，「想像一下在那裡頭（大蒜味羊膜水）漂浮九個月，那嬰孩長大以後自然會喜歡大蒜……它有家的感覺，它有家的味道。」

母奶也一樣。當媽媽在分娩前幾週或哺乳時喝紅蘿蔔汁，她們的孩子對紅蘿蔔口味穀片的接受度和喜愛程度，會比那些沒接觸過紅蘿蔔味羊膜水或母奶的小孩高上許多。也許終其一生，紅蘿蔔都將是一種愛的滋味。

深度課程

我們對品嚐一種新水果的態度透露了我們對生命的態度。佛家根據貪、瞋、痴這「三毒」，將人分為三種類型。這三種毒素，倘若毫無限制地蔓延，可能會毒害我們的生命經驗，為我們自己和周遭的人帶來諸多苦惱。

一個屬於「貪」或慾望類型的人喜歡新事物、變化和新奇體驗。有機會嘗試一種陌生水果或許會讓他們覺得興奮。然而，消極面是他們很容易厭煩，要是生命的菜單無法經常提供新「口味」，他們可能會感到焦躁、不快樂。貪的積極面是強烈的求知慾。

屬於「瞋」類型的人很討厭變化和新鮮事，他們對嘗試陌生水果的態度可能很謹慎。他們對新點子或新建議的反應經常是,「沒錯,可是……」或者找理由推辭。消極面是,他們往往憑著自己的好惡而非積極性的理由來作決定,而且容易因為生活太過狹窄而頹喪。容易心生反感的積極面是,遇上新事物時較為小心謹慎。

一個屬於「痴」類型的人對新狀況的反應往往是冷漠以對或撇清關係(解離),說:「隨便啦……」或者「我懶得去試。」對於品嚐新水果的練習法,他們可能會選擇置身事外。消極面是他們會錯失許多新體驗,更甚者,活得渾渾噩噩,無法體驗屬於自己獨特人生的各種難題、學習和喜悅。痴的積極面是能夠保持「初心」,以及樂在無知。

有一回,我在禪寺介紹這種人格類型學。有個人說:「真有意思,我想多了解一些。」第二個人說:「我一點都不贊成這種說法。」我問一位緘默的女子她有什麼看法,她說:「嗄?喔,我沒注意聽你們在說什麼。」

其他人大笑不已。

每一種類型都有屬於自己的在生命中追求安穩、成功和愛的基本戰略。我們每個人都多少帶有這三種類型的某些面向，不過你是否能分辨，甚至透過你的飲食習慣，你比較像哪一類？你是否渴望嘗試新口味和新的飲食經驗？你是否討厭許多新奇食物？你是否會在進食時突然恍神，開始沉思過去與未來，或者陷入綺想？你會不會想改變或拓展你的戰略？

★結語

我們對新奇食物的態度，透露了我們根本的人生戰略。

對自己戰略的認知將帶來選擇，而選擇將帶來自由，

包括可以選擇對其他同樣被自身的舊戰略困住的人心懷悲憫。

12 你的舌頭正在做什麼？

練習法

吃喝時，特意覺察到你的舌頭。不時停下來問自己：「我的舌頭現在有什麼感覺，或者正在做什麼？」倘若你不容易察覺自己舌頭在做什麼，就讓它先停下來，接著再緩緩開始啟動，幾乎像靜止畫面那樣地，一點一點移動它。仔細觀察它是如何活動的，或者試著在咀嚼時不動到舌頭，看看會是什麼情形。接著慢慢讓你的舌頭恢復正常活動，觀察它在咀嚼中有什麼功能。

自我提醒

放一張舌頭圖片或者一張寫著「我的舌頭正在做什麼？」的紙條在你經常用餐或喝飲料的地方。

新發現

這個練習法太有趣了。我們發現我們的舌頭還真是個忙碌的小生物！儘管它就住在我們的身體裡，我們通常是全然忽略它的，除非我們咬到或燙到了它。有時候我會鼓勵人們列出一張舌頭作用的清單，看他們能舉出多少個。除了問它如何幫助我們咀嚼（這點觀察起來非常有趣）之外，你還可以問自己更多問題。它如何讓餐叉上的食物脫落然後進入你嘴裡？是從餐叉的上面或底下？它如何讓杯子裡的液體流入你嘴裡？它如何參與吞嚥的動作？它如何決定是不是可以吞嚥了？你可能又得放緩咀嚼的步驟，問舌頭：「你準備好吞下去了沒？」如果它說：「還沒。」就再問：「為什麼？」它對「準備好吞嚥」的準則是什麼？你吃完後，它在做什麼？

即使沒吃東西時，你也可以把注意力放在舌頭上，看看你嘴裡的這個「小人兒」在忙什麼？當你閱讀本文的時候它在做什麼？它很少休息。施行本練習法的這許多年來，我不斷地有許多和自己舌頭的生命和愛好相關的新發現。

開始覺察自己的舌頭之後，人往往會表現出感激之情。他們了解到，沒有了舌頭，在生活中進食、說話會有多麼困難，而古代的割舌刑罰又是多麼殘酷。

一旦開始覺察到自己的舌頭，你會了解到它很少休息。在餐餐之間，它忙著執行管理員的職責，檢查你的牙齒，確保沒有食物殘渣黏在上頭，或者長了新硬塊。有位研究者告訴我，當我們思考的時候，我們的舌頭會微妙地移動。有個靜下心來、加深冥想的方法，就是放鬆你的舌頭，讓它在你嘴裡靜靜躺著。在冥想當中，我有時會把舌頭攤平，讓它在後牙齒之間歇著。這可以幫助它保持靜止，免得我不自覺地緊咬牙關。

從我們出生前開始，我們的舌頭便一路陪著我們，一路照料著我們。（在胚胎時期，我們吞嚥羊膜水，它有助於我們舌頭和消化系統的發展。）我們多數時候總是忽略它的存在，可是當我們開始關注它，一個原本潛藏的嶄新世界在我們面前開啟，對它那孜孜不倦效力的感激也油然而生。

同樣地，早從我們出生前開始，我們稱之為「真如」或「實相」或「不思議界」（用來指稱萬物之神祕本質的佛教用語），你也可以用別的名字來稱呼它，例如「上帝」或「內在性靈」，就存在我們之中，一路照料著我們，比我們的舌頭還要親密。然而多數時候我們也都忽略它。當我們受苦時，因為我們和它斷絕了關係，那種苦惱會促使我們開始搜尋我們自覺失去了的東西。

而當我們踏上靈修之路，開始在生活的各種面向體驗到它那不變的存在，我們會了解到，我們的「真如」，就如我們的舌頭，始終在我們內在運作著。而且它還透過我們去幫助同樣在世間受苦的人們。這個發現開啟了我們對於不斷展露的存在奧祕的一份新的讚賞，以及對於我們能參與其中的深沉感恩。

★結語

你的舌頭不間斷地努力照料著你。

就跟你看得見你的舌頭在做什麼一樣確定，

只要你持續走在靈修的道路上，你將體驗到「不思議界」，

在你身體、心、腦和生命中運作的「實相」。

13 戒媒體

練習法

持續一週不接觸任何媒體。包括新聞媒體、社群媒體和影音娛樂。不聽電台節目、iPod或CD，不看電視、電影或視頻，不看報紙、書或雜誌（不管是線上版或紙本），不要瀏覽網頁，不查看臉書或推特。

如果有人向你提起某個新聞事件，你不需要摀住耳朵，但要避免參與關於該事件的討論。萬一人家堅持，就告訴他們你正在進行一項獨特的戒斷行動。當然，你可以看或回覆那些工作或課業上必要的這類電郵。

那麼該做些什麼呢？發掘可以取代媒體消費的活動是這項正念練習法的一部分。提示：去做一些會用到你的雙手和身體的活動。

活出自己的人生，而不是活在別人的人生中。

☆自我提醒

拿布蓋住電視機，在你的汽車收音機和電腦螢幕上放一張標語，來提醒自己「本週不看新聞或娛樂節目」。任由雜誌堆在一邊，考慮把報紙直接回收。你去度假時都這樣，何不現在也這麼做？

☆新發現

這方法是我為一位遭受某種極為普遍的困擾，長期輕度焦慮之苦的學員設計的。六天的靜修結束後，他和我分享他的心靈平靜狀態。然而，午餐過後一小時，我聽見他又開始氣沖沖抱怨當今世界的可怕現況。身為在紐約成長的一個公認的新聞迷，他是非常不情願採行媒體戒斷行動的。

他發現自己的精神狀態在剛起床和清晨冥想的時候相當好。可是一等冥想結束，他習慣倒杯咖啡，打開晨間新聞，「我想瞧瞧那些渾蛋在搞什麼名堂。」在戒媒體的期間，他驚訝地發現，就算沒跟上即時新聞也無所謂，無論在家或者在職場。但是他體驗到一種寧靜許多的心境，而他那位很有耐心的妻子也滿懷感激。

我們觀看的電視節目會影響我們的精神和情緒。它會決定我們一整天的心情，或者我們對何謂正常的認知。研究發現，經常接觸電視暴力的孩童在日後比較容易出現暴力行為。有些年輕人相信，如果他們的生活不像肥皂劇或實境秀，充滿浪漫戀情、火爆的分手、身分錯亂和綁架事件那麼刺激，他們的人生就不算圓滿。

媒體戒斷的一個挑戰是，找一種活動來填補平常花在媒體上的時間。你可以做冥想，散步，和家人玩遊戲，從零開始做一道菜，給院子除草，拍照，做手工藝，學一種新的語言，玩樂器，或者只是坐在門廊上休息。

你或許會發現，沒有掌握最新時事會讓你感覺很無力、恐懼或愚蠢。許多人問我：「萬一發生重大事件怎麼辦，像是火災或爆炸恐攻之類的？」我說：「別擔心，果真那麼重要，一定會有人來向你通報的。」

深度課程

當時我正進行七天的閉關靜修，某人走進冥想大廳，輕聲把九一一的悲劇告訴我們。有幾個人短暫離開大廳去打電話，查看住在紐約市親人的狀況。我們繼續坐著，心中明白自己無法改變事情結果。我們為每個遭受劫難的人吟誦、禱告。後來我們聽見一些連著好幾天不斷觀看悲劇在電視上播放的人，是如何經歷一次又一次心理創傷。我們對世上發生的大部分悲劇都使不上力，但是我們可以保持平靜然後禱告。

這是我的苦難代數。假設世間的苦難總量是N，我們因為聽見它而難過，於是世間的苦難總量變成N＋1。倘若一個趕到撞車事故現場的護理人員由於車禍的慘狀而陷入歇斯底里，不但對事情毫無幫助，還會讓該事件徒增紛擾。我們的目標是減少還是增加苦難呢？

在人類歷史最初的二十萬年，我們接觸的只有和我們同部落、同村莊的那些人的消息（和苦痛）。我們目睹了生老病死和戰爭，但規模很有限。僅僅四十年前左右誕生了新聞媒體。最早是夜間新聞，如今是全天候、全年無休的有線新聞，沒日沒夜、日復一日將整個世界的苦難倒入我們的耳朵、眼睛。謀殺、凌虐、種族滅絕、致命流行病、戰爭、天災、饑饉，我們的腦和心可不是為了承受這麼多苦惱而存在的。這世界千瘡百孔，千千萬萬無辜的人在受苦，而我們毫無能力去改變。苦難在我們的腦和心中不斷累積，讓我們跟著受折磨。當腦和心充滿過多暴力、毀滅和磨難的圖像，我們就得花點時間讓自己放空。

媒體戒斷是一種放空方式。閉關靜修效果更好。

如果能減少這類有害影像的吸取，將會更有利於我們培養憐憫之心和寧靜澄明的腦袋。這是我們迎向這個災禍充斥的世界、面對一切大小事並且發揮用處的最佳基礎。

★結語

你的心智是由你餵養它的資訊形塑而成的，

明智地選擇它的食物。

長期的負面新聞飲食會讓腦和心生病。

多給它們寧靜、親近自然、美和親密情誼這類好的養分。

14 坦然接納「空」

練習法

靜坐幾分鐘，把注意力放在身體。你體內有沒有哪些部位是空的？這種空的感覺是舒服、不確定或者不舒服？你體內有沒有哪些部位感覺很滿？這種滿的感覺是舒服、不確定還是不舒服？有沒有突來的衝動，想要改變你體內這種空或者滿的感覺？一天數次，加上上床前，反覆進行這項探索。

自我提醒

把幾張寫著「空」的紙條分別貼在家中和工作場所的若干位置。

新發現

你會不會認為餓是不該有的感覺？你會不會在你的皮包、公事包、車內或辦公室抽屜存放一些備用食物，準備肚子咕嚕叫的時候吃？當我忙得不可開交，肚子有點餓時，我知道在我皮包裡的某個角落，埋藏著放了三年的、長出絨毛的薄荷糖，還有一條軟掉的能量棒——怕萬一我搭的飛機墜機，我被沖到某個無人小島，或者我被恐怖分子挾持，而這些人魯莽到忘了替我準備三餐。

在現代西方文化中，我們對於我們稱之為「餓」或「渴」的各種感覺似乎非常難以容忍。我們總是隨手一杯飲料，我們整天吃零食，我們說：「其實我不是很餓，」然後開始吃一頓正餐，來確保待會兒不會餓肚子。當我們意識到這種無止盡的填飽行為背後的強烈動能，我們必須問一個問題：我願意空肚子嗎？多數人會回答「不願意」。他們喜歡肚子吃飽飽的感覺，那很舒服。開始探索正念飲食之後，他們可能會發現，每當感覺肚子空空時，恐懼就來了。他們可能會發現自己整天吃吃喝喝為的就是避免這感覺。他們受到嘴巴和胃想要有飽足感的貪慾的束縛。

不過，也有一些人說：「對，我喜歡空肚子的感覺。」對他們來說，肚子空空的感覺很舒服，肚子吃撐的感覺很不舒服。吃過東西後，他們可能會嘔吐、腹瀉或者使用灌腸劑，來清空肚子或者擺脫飽腹的感覺。他們受到對飽足感的瞋怒的束縛。

有些人會回答：「我也不知道。」他們並未察覺到自己的胃或身體有沒有傳達飢餓的訊息。他們習慣按時間進餐，或者跟著眾人來決定什麼時候吃、吃多少。他們被媒體分神，根本沒知覺自己在吃什麼。這些人受到痴愚的束縛。

當我們整天不停吃喝，我們的胃和其他消化器官永遠得不到休息。當我們從不讓自己真正感覺到餓，我們對食物的享受會降低。不是很諷刺嗎？我們以為吃得多會讓我們更能享受吃這件事，但事實並非如此。唯有讓自己真正感覺到餓，不慌不忙、專注地進食，而且一吃飽（或者還差一點）就停止，我們才能得到吃的最大樂趣。

佛教第一聖諦是苦諦。只要你是人，你的一生便會遭逢苦難。有些工業化國家的人聽見這說法，心想：「苦諦不適用在我身上。我又不住在戰區，也沒有遭到凌虐或挨餓。然而，佛陀所說的苦是一種往往比單純的痛苦微妙得多的經驗。那是一種不滿足的感覺，一種老覺得事情不對勁的感覺。有時候是一種生命空虛的感覺。總之是一種不舒服感，驅使我們去行動、做點什麼、找消遣、吃點什麼、喝點什麼、買點什麼，或者大肆狂歡來消除不安感。

迴避或者尋找消遣娛樂都不是解決這種不對勁感覺的一勞永逸辦法。這是一種根植於事實的感覺，必須用心處置才行。吃吃喝喝、沉迷酒精毒品、從事冒險活動、追求新情人，這些都只是現成藥方，只能暫時舒緩這種根深柢固的不安，一股老覺得事情不夠好或不該如此的直覺。這種不滿足感的真正根源是精神上的，因此也只能靠精神療法來解決。

你是否願意空肚子？這時我們必須從精神層面來看這個問題。首先，我們本來就是空的。我們體內的每一個原子都是由棲居著無數飛速旋轉的能量微粒（不到百分之一）的空間（超過百分之九十九）所組成的。

除了無比真實的物理上的空，我們還有另一種空無。我們欠缺獨立的存在。沒有其他生命的存在，我們也不可能存在。有時候我們受不了「他人」的眾多，巴不得世上所有別的一切全部消失，可是果真如此，我們也會消失不見。基本上，我們是由我們和其他生命的互動所組成的，我們每個人就像一大團肥皂泡沫當中的一個肥皂泡，我們只不過是虛空以及我們和其他生命的交集、互動的組合。其他生命也一樣。

願意空下來，就是和我們存在的基本事實取得一致。

同理，當我們時時刻刻思考，我們的腦子也永遠得不到休息。清空它也和填滿它一樣重要。人生的重大洞察力來自一個冷靜、覺察的腦袋。這種清空工作是定心禱告或冥想的精髓。上帝沒辦法在忙線中來電。

★結語

清空和填滿同等重要，對身體和腦子皆然。

第三章

慈心善念

你可曾注意到你並不完美？感謝老天我們不完美。你要不要和一個完美的人結婚？不要，光想就打哆嗦。我們永遠達不到他們的標準的。正是一些小小的不完美讓我們顯得獨特、可愛迷人、有趣而且討人喜歡。

我們自己可不這麼想。「內在裁判」一詞指的是我們心中那個對我們自身生存、被愛和功成名就的能力無比憂心、甚至恐慌的聲音。內在裁判只有一種手段：批判。我們的內在裁判討厭我們不完美，它不斷斥責我們，期待它的怒罵能神奇地將我們改變成完美的……什麼？設計得完美無缺的機器人？內在裁判利用憤怒，努力想改變我們，可是憤怒絕非是帶來改變的好法子，而只會引起我們的憤怒、恐懼和絕望反應。

在正念練習中，我們用探索和好奇來取代這個內在裁判。在正念飲食中，我們就是那個探索實驗動物，也是我們自己的好奇科學家。對研究者來說，種種差錯、不完美、意外和失敗可說是最吸引人的部分。倘若我們接受那些不完美的性質，我們往往會發現非常有趣的東西——我們的身體和性格是如何運作的。我們可以偵測自己的一些隱藏的信念和習慣模式，看看我們的磨難是哪裡來的，並且學著消除它。

慈心善念是驅除憤怒和恐懼的不二妙方。我們可以把它導向我們自身，導向我們的身體。這並不是一種自私的做法（內在裁判或許會這麼抱怨）。相反地，如果我們想幫助別人，就必須這麼做。我們可以把它導向和我們一樣正在受苦的人。我們甚至可以把它導向那個神經質、充滿恐懼的內在裁判。慈心是萬物茁壯興盛不可或缺的營養素。

15 待自己如上賓

練習法

每天吃一頓正念餐，把自己當貴賓一樣招待。你可以拿出最心愛的碗盤和餐具，鋪上餐墊或桌巾，甚至擺一小瓶花和蠟燭。就像待客那樣擺盤得漂亮悅目。用餐時，讓你的眼睛不只「食用」菜餚，同時也享受餐桌的漂亮。至少最初幾口要專注用心地吃，就像品嘗著東道主招待的食物那般。

就算只是吃點心，你也可以花點心思張羅。在餐巾或盤子上將蘋果片排成扇形或者把柑橘瓣排成星形，然後用葉子或花裝飾。

☆自我提醒

用餐前，把平時請客人吃飯用的器具拿出來，餐墊或托盤、鮮花瓶、精美的碗盤。如果這些器具不放櫥櫃裡而擺在明處，比較能提醒你使用它們。此外你還可以在你慣常用餐的幾個地方貼一張寫著「我是貴賓」的紙條。

☆新發現

每次我婆婆發現我們站著吃飯，總會說：「拜託坐下，這兒又不是巴士站。」我了解到，不管多麼匆忙，我還是有時間坐下來用餐，使用優美的碗盤，也許再擺上幾朵花和餐墊。要是我發現自己站在洗碗槽邊吃東西，我起碼會坐下來。坐著可以讓我放慢用餐速度，並且專注地吃。

我的母親和婆婆都把三餐，尤其是晚餐，看成極為重要、幾近神聖的時段。她們總是把餐桌布置得漂漂亮亮。由於我們都是書迷，我母親禁止我們在桌上看書，或者在桌子底下把書攤開來偷瞄。當然她在用餐當中也會禁用手機。我們會聊各人當天的活動。有時候她會要我們每個人在席間背誦一首詩和大家分享。

參加正念飲食體驗營的人經常分享極為不同的進餐經驗。有些家庭是，大家到冰箱拿自己想吃的，然後各自回房間，在電視或電腦陪伴下一個人進餐。在某些家庭，用餐氣氛相當彆扭、緊張，甚至成為惡言相向的場合。難怪有些人沒辦法好好坐下來，心無旁騖地進食。當食物長期添加了焦慮、懲罰的味道，肯定得花點工夫才能改變這種狀況，讓吃變成輕鬆愉悅的事。

研究顯示，家庭用餐時間可以對成長中的孩子帶來許多益處。規律的家庭三餐，和孩童、青少年的良好自尊、適應力，以及較佳的學業成績有連動關係，而且也能造就較低的沮喪、飲食障礙和藥物濫用比率。

無論如何，只要你欠缺與家人共餐的溫暖，只要你進餐時沒有得到好的款待，你都可以即刻開始善待自己。

深度課程

我們可以找各種理由不花點時間把自己當貴客一樣招待。但歸結到一個問題：我們是否覺得自己應當被善待，就像我們對待朋友或客人那樣？我們是否覺得，在這方面多花心思好像有點自私？

當我們花工夫為自己準備食物，像對待客人那樣善待自己的時候，我們同時也在餵養自己的心靈。只消花幾分鐘將食物漂亮地擺盤，而不是就著卡紙外賣餐盒進食；或者在擺了鮮豔餐墊和蠟燭的桌前坐下，而不是站在冰箱或流理台邊吃。

待自己如上賓可以提醒我們停下來，品味當下的生命。我們不能依賴別人來給出我們渴求的支持和關懷。當我們成為自己的知己，當我們樂在與自己為伴，我們永遠不會孤單。當你待自己如上賓，當你把覺知和好奇心帶入生活，即使像燕麥粥或速食麵這樣的簡單食物都會變得美味許多。

我們人最深沉的渴求莫過於親密感。當我們多花幾分鐘好好善待自己，用心面對我們的食物，我們滋養的不只是我們的身體，還有心靈。這正是帶來滿足的祕訣。再多的美味佳餚都填不飽我們的心飢餓，因為心是靠親密感，和我們自己，以及和其他人來滋養的。

★結語

做個慷慨的主人，把自己當作一位尊榮的貴賓那樣款待。

16

用慈心對待身體

練習法

這個練習法適合在較短的冥想當中採行。輕鬆坐著，閉上眼睛，把覺知帶入身體的各個部位，一次一個部位。例如，將覺知帶入和九種飢餓相關的各個器官——眼睛、皮膚、耳朵、鼻子、嘴巴、胃、細胞、腦（或大腦）和心。讓覺知停留在該部位產生的各種感覺上（觸覺、壓感、溫度、聲音等等）。在移往下一個器官之前，輕輕為它許下一個願望，反覆說個幾次：「願你排除萬難，願你舒適自在，願你得到健康。」

自我提醒

把一張包含心的身體圖片放在你經常冥想的地方，還有你的睡覺枕頭上。更理想的做法是，列印一張你本人的照片，在上頭畫一顆心，放在同樣的地方。

新發現

慈心是一種最起碼的善意。你對自己的身體、對它的所有部位是否懷有最起碼的善意？

我們可能不自覺地累積許多對自己身體的嫌惡。有些身體外觀是我們不喜歡的，像是小眼睛、不整齊的牙齒、外突的耳朵、直髮或漸禿的頭髮，太多太多了。當某個身體部位有困難或者有功能障礙的時候尤其如此。我們對自己的疼痛腦袋、近視眼、過飽的肚子、浮腫的膝蓋、緊繃的背部或粗短腳趾非但毫無同情心，還試圖忽略它，或者下意識地對它生氣。

我曾經聽一名導師為一位女士進行身體審查，問她的內在裁判對身體各部位有什麼不滿，從她的頭髮開始，接著往下移。她的內在裁判對每個部位都提出嚴厲批判：頭髮？「她的頭髮亂糟糟的，顏色也不對，可是我不要她染髮，因為那太假了。我要它自自然然的光滑又柔順。」眼睛？「長得太近而且咄咄逼人，活像隻鼬鼠，沒救了。」嘴脣？「太薄了，應該要豐潤性感。」……等等，針對每個部位都有一番批評。最後導師問：「有沒有哪個部位是還不錯的？她的右手小指頭如何？」「這個嘛，」她的內在裁判不情願地說：「太細小了點，但還算過得去。」

沒有什麼能在持續的負面砲轟下茁壯興盛，無論是植物、動物或小孩。我們的身體也一樣。所有身體部位都竭盡所能地支撐著我們。我們的身體撐個三十五、四十年絕無問題，這是人類在二十萬年演化過程中多數時候的壽命。如果活過五十歲還能到處趴趴走，表示身體狀況好極了。

我們常為親人擔憂，可是擔憂具有負面影響，而且無法讓人有一絲絲愛的感覺。要回歸真實的情感，溫情與關懷，然後傳遞出去。你可以把這份慈心祝福傳送給令你牽掛的任何人或任何東西。「願我的兒子自在又幸福。」「願所有受傷的動物都能痊癒。」「願每個頭痛得和我今晚一樣厲害的人都能擺脫痛苦。」

我們的心很容易受到負面事物的吸引。看一下新聞就知道了，其中至少有九成是負面新聞，像戰爭、謀殺、虐童、毒物、致命疾病的爆發、氣候破壞、運動禁藥、又一物種的滅絕和政治貪腐。你不時會發現一篇關於一隻迷路小狗跋涉兩百哩路，自己走回家的感人故事。《紐約時報》有個叫做「一週好消息」的週五特輯，用來平衡日復一日令人煩躁的新聞轟炸，「讓你能夠帶著笑容，或至少較輕鬆地迎向週末」。

我們的腦子想維護我們的安全，因此它總是專注於各種潛在危險。它不會特別在意好消息，因為好消息傷不了也殺不了我們。不幸的是，腦子對身體也往往抱持同樣的態度。它會忽略正常的部分，專注在它不喜歡的上頭，像是哪裡不夠漂亮、完美，或者被它解讀為疾病或死亡迫近徵兆的蛛絲馬跡。

源源不斷的負面思惟會讓我們生活在一個不快樂的世界。而當我們對自己的批判思維成為難以承受的負擔，我們往往會任由它向外滿溢成為別人的批判。這麼一來可就讓我們所處的這個世界變得更令人難堪了。

這種苦惱有個解藥，它的成分是覺知和改變。首先，我們必須察覺到腦子在什麼時候開始轉入負面思惟的急流，一股朝向一個充滿憤怒、憎惡的有害水塘而去的水流。接著我們必須把腦子拿起來，把它放入一條新的水流，一條積極正向的、流向一個寧靜安適之地的水流。讓思緒之流改變方向的最有效方式之一，就是進行「慈心練習法」。這是佛陀所傳授用來擺脫憤怒、恐懼、不安等苦惱的特效藥。

★結語

當你發現自己的思維就要落入對自身或他人的不悅境地，

就是採行「慈心練習法」的最佳時機。

17 用慈心餵養你的微生物群

練習法

開始進食時，慈愛地把最初幾口傳送給你腸胃內的眾多微小生物，就像做父母的溫柔餵食自己飢餓的孩子們（有一大群！）那樣。你可以為牠們設想一句禱詞，例如：「願這些食物賜予你們健康，讓你們所棲息的身體也因此得到健康。」每吃幾口，或者開始吃第二份的時候，就默默複誦一次這獻詞。

自我提醒

把一張，或者畫一張腸道微生物群圖片，或者一張寫著「以慈心獻給我的微生物群」的紙條，放在你的午餐盒內或者你經常用餐的地方。

新發現

我們通常把自己的身體看成是許多獨立器官，包括大腦、心臟、胃和肝臟的集合。可是我們逐漸了解到，與其說我們是器官的集合體，不如說是一個複合式宇宙，一個寄宿著億萬個和我們自身的全體細胞不斷互動的他種微生物的宇宙。這些微生物對我們的健康是不可或缺的。被我們視為單一個體的「我自己」，實際上包含了比人類細胞多上十倍的其他生物的細胞。這些其他生物大部分住在我們的消化道，但是也住在我們全身各處：頭皮、鼻子、眼睛、腋窩和肚臍。牠們被稱作「人類微生物群」。我們已經和牠們共同演化了千千萬萬年，沒有牠們根本無法生存。

我們的器官不是各自獨立的。如同我們的腦子從全身各處接收訊息，同時傳送訊息到身體各處，我們的消化道菌叢似乎也不間斷地和身體其他部位，包括腦子和免疫系統，透過雙向的訊息交流進行溝通。牠們甚至可能影響我們對食物的偏好。如果我們吃了垃圾食物，因而培養了依賴垃圾食物維生的消化道細菌，牠們或許會誘使我們吃更多垃圾食物？

研究者陸續發現各種和消化道菌叢改變所引起的，像是營養不良、自閉症、氣喘、濕疹、心臟病和腸躁症之類的失調症，以及和發炎相關的失調症，包括心血管疾病、腸炎、多發性硬化症和某些癌症。肥胖者的消化道微生物群和體重正常者是不一樣的（細菌的數量和種類都較少）。

居住在我們消化道內的大量微生物對我們的心理和情緒狀態也有一定作用。牠們會生產許多維生素和神經傳導物質，例如血管收縮素，一種天然抗憂鬱劑。我們體內的血管收縮素有九成是在腸胃系統中發現的。

★深度課程

我們都清楚，我們所認知的自己，身高、體格、髮膚和眼睛的顏色，以及我們會覺得香菜是香是臭之類的事，多半取決於我們的基因。然而，我們身上的遺傳物質只有百分之一屬於人類，其餘都是住在我們體表或體內的微生物所擁有。這也為一行禪師提出的我們身為「互生物」（interbeing）的事實。我們實際上是由大量我們稱作「非我」的元素所組成，提供了生物學上的證據。

這也使得那句禪問：「我是誰？」顯得更加尖銳。當我們對這些內在微小生物的運作了解越多，我們不禁要懷疑：誰在主宰我？誰在主宰我的健康？誰在主宰我的情緒？無疑地，我們理當好好照料我們體內的那些互生物。

方法之一是多吃含有益菌的食物。牠們一般被稱作「益生菌」，常在一些人工培養或發酵食物中找到，包括未滅菌優酪乳或水、克菲爾酸奶（milk kefir）、昆布茶、味噌、天貝、酸麵糰、泡菜和道地的德式酸菜（不是用醋醃漬的高麗菜）。

我們應當了解益菌會在哪些食物中大量繁殖，因為牠們的繁榮能確保牠們所寄宿的有機體，也就是你和我的茁壯興旺。令人驚喜的是，牠們喜歡含有膳食纖維的天然食物，也就是蔬菜、全穀類、豆類（扁豆、豌豆、菜豆等）、堅果和水果。我們吃得好，牠們就吃得好，然後我們的身體就好了。

★結語

像慈愛的父母般關懷你體內的眾多生物。

好好滋養牠們，好讓牠們支撐你身體、腦和心的健康。

第四章

慢食

「放慢速度」是我們所能採行的最有效的正念飲食練習法之一。美國人往往吃得很快。許多人告訴我，他們的用餐態度是速戰速決。美國人的快食習慣由來已久，早期到過美國酒館的外國人就曾敘述對他們食物下肚的速度之快吃驚不已。那種吃法被戲稱為「三急」：急吞、急飲、急走。田納西州歷史學者達拉斯・柏根（Dallas Bogan）在他發表於「田納西州坎貝爾郡歷史」網站的文章〈早期酒館與家庭食物〉中描述，一位來到新大陸的歐洲人對當時酒館常客表現出來的那種「急匆匆、鬧哄哄和飢腸轆轆的模樣感到不解。每個人忙著以驚人速度填飽自己。」經過兩百年至今，我們這種吃完就走人的習性並未改變。研究顯示，北美人平均只花十一分鐘在速食餐館、花十八分鐘在工作場所的自助餐廳吃午餐。

在北美，我們經常站著吃，或者邊走路、開車邊吃，一邊趕著做別的事，一邊把食物塞進嘴裡。就好像我們只想盡速結束吃這件事。你可以買一條開車專用的大號圍兜，免得車子搖搖晃晃前進時撒了食物，弄髒了上班服。

對許多亞洲和歐洲國家來說，這種吃法很不可思議，近乎野蠻。在日本，邊走邊吃是非常失禮的。即使是速食也得坐下來恭敬地吃。冰淇淋是唯一的例外，因為它會融化。我剛到歐洲傳授正念飲食法時，我很驚訝地發現，到了晚上七、八點，許多露天咖啡座都還擠滿了人，就算天冷也一樣。人們十分悠閒地吃喝談笑。一頓餐是一場儀式，一段不只是享用食物，同時也享受對美食的期待和聚會樂趣的時光。給予食物應有的關注，就等於報答那些服侍你用餐人們的努力。比起付錢，你的讚賞更能傳達你的心意。

研究顯示，放慢速度是一種有效的練習法。全球各地許多分屬各年齡層的學員已經確認，光是放慢用餐速度便能降低體重增加（包括減重手術後的復重問題）、肥胖、高血壓、高血糖、血脂異常，以及罹患代謝症候群的風險。

當我們介紹細嚼慢嚥練習法，體驗營的成員們都覺得那是新奇的體驗。有位女士驚呼：「我發現以前我根本沒有好好咀嚼！我這輩子都是胡亂把食物往嘴裡、肚裡塞，幾乎沒變過。」處理食物時必須嚼幾下取決於你吃的是清湯（不用嚼）或堅果（嚼很多下）。你不妨親自進行這實驗，去試試每天至少一餐好好咀嚼每一口食物。

細嚼慢嚥這件事蘊含著智慧。我們進食時的部分滿足感來自咀嚼。咀嚼食物不只能讓嘴巴有更多活動，從體驗不斷變化的嚼勁和味道中得到滿足，它也有助於把食物裂解成較小的分子，讓我們從食物中得到更多營養。唾液中含有許多能分解食物的酵素，讓嘴巴能夠在吞下食物之前就開始吸收營養，可是這種酵素活化只有在我們確實咀嚼食物，讓它在嘴裡多待幾秒鐘的情況下才可能發生。

當食物離開胃進入小腸，食慾中樞會分泌激素告知腦和身體：「我們已經飽了，我們很滿足，慢點吃，不然就別吃了。」這個重要的生物反饋訊息得花二十分鐘左右才會完全傳達。如果慢慢地吃，我們可以讓食物有時間抵達小腸，然後啟動「好吧，我飽了。」的訊息，避免吃得過多。要是我們吃得很快，在飽食訊號到達之前我們就已塞下太多食物，接著我們會一直吃到身體開始覺得不舒服為止，這時我們已經吃下超過身體所需的熱量了。

別擔心採行正念飲食會宣判你從此變成吃飯奇慢無比的人。快食較不容易練習正念，但只要在方便的時候慢下來就可以了。有位女士告訴我，她選擇慢食作為她可以施行的正念飲食練習法。在放慢進食速度之後，她減了三十五磅贅肉，而且還改善了和她那位吃飯慢吞吞的伴侶之間的關係。

18 用非慣用的手進餐

練習法

在一週當中，學著三餐都用你不常用的那隻手吃個幾口。你可以把這擴大到所有飲料以及三餐外的零食時間。如果你想挑戰更難的，試試看用不常用的那隻手拿叉子或筷子進食。

自我提醒

放一張上面畫了×的手部圖片在你的午餐盒裡，或者你經常用餐的地點附近。或者在你慣用的那隻手上貼一塊繃帶，或者在手腕上戴一條橡皮筋，來提醒自己換用不常用的那隻手。也可以在你用餐的地方放一塊寫著「左手」（如果你慣用右手）的牌子。或者為你非慣用的手塗上顏色奇特的指甲油，來代表「用我！」這個信號。

新發現

這個實驗經常逗得全場大笑。我們發現非慣用的手實在很笨拙。

這個練習法能帶我們回到禪師所說的「初心」。我們常用的那隻手也許是四十歲，可是不常用的手感覺年輕許多，大概只有兩、三歲。我們得重新學習握餐叉，把叉子送進嘴裡而不會戳中自己。很可能我們一開始用非慣用的手進食，可是接著一個不留神，我們慣用的那隻手會伸出去，把餐叉拿走。就像一個霸道的姊姊對妹妹說：「喂，妳這小笨蛋，我來餵妳吧！」

如果你用非慣用的手去做更多日常雜務，像是刷牙、梳頭、開門、寫字或者拿剪刀裁東西等等，將會發現樂趣多多。你也可以在同時使用兩隻手的時候，試著讓它們互換一下角色。讓非慣用的手握鐵鎚，做捶擊的動作，慣用的手拿釘子；或者在攪拌一鍋食物，或洗碗盤的時候雙手掉換。我發現我的右手很擅長精細的肌肉動作，可是我的左手是較不聰明的「壯婦」，能把嬰兒穩穩抱在腰間，或者在右手刨乳酪的時候穩住刨絲器。

吃力地使用非慣用的手可以喚醒我們對每一位笨拙或不靈巧的人的同情，例如殘疾、負傷或中風的人。我們很快就能了解，我們是如何把許多人做不到的一些簡單動作視為理所當然。

研究者推測，肥胖在日本等國家較不普遍的原因之一是，當你用筷子進食，你必須小口地吃。用非慣用的手拿筷子更是一種令人百般挫折的體驗。如果你想在一小時內用餐完畢，而且不把食物撒得到處都是，你非得特別留意不可。

★深度課程

使用非慣用的手會暴露我們的缺乏耐性。我們竟然對吃這樁我們人所能從事的賞心樂事感到不耐，豈不有意思？為什麼我們急著盡速把它結束？這是弄巧成拙！

如果說每個人的一生都有一個重大課題，那麼我的課題就是耐性。我經常藉由問自己這個問題來探索自己的不耐：急著達成什麼呢？我急著把早餐吃完然後可以去做什麼？處理電郵。我急著把電郵處理完，然後可以去……寫這本書……把陶土塑像完成……吃午餐……躺下來小睡……當我把這繼續往前推，我發現最終我急著達成的是……死亡？這個體悟將我猛地拉回一個較為生動鮮活、屬於當下的生命，我一點都不急著離開的生命的體驗和享樂。

倘若你後退一步，靜靜觀察你的雙手在進食、洗碗盤之類的日常瑣務中共同合作，你會發現它們配合得如此完美，默默而持續地照料著你。如果世上的每個人都能像這樣緊密合作，相互幫助、扶持，來共同關照地球上的所有生靈，這個世界將大為改觀。

使用非慣用的手可以讓我們變得更加靈活，同時了解到學習新技巧永不嫌遲。只要經常練習，假以時日我們的技術一定會精進。我練習使用左手好些年了，如今我已經忘了該用哪隻手才是「對（right）」的。這是具有實質好處的。萬一我慣用的手失去功能——就像我的幾位親人中風後的情形，我將可以出手相「佐」。當我們練就一項新技能，我們會發現自己內在潛藏著太多別的才能。

★結語

光是使用你非慣用的手就可以激發初心，開啟一個充滿新奇趣味的世界。

19 一次只吃一口，或者放下叉匙

練習法

這是一種每次進食都能進行的正念練習法。吃一口之後，把餐叉、湯匙或筷子放回碗盤上。讓覺知集中在嘴巴，直到這一口食物被仔細品味而後吞下。這時才拿起餐具吃第二口。如果是用雙手進食，在每一口之間放下三明治、蘋果或餅乾。

自我提醒

在你進食的地方貼一張寫著「一次吃

一口」的紙條，或者一張附有「放下它」字樣的叉匙圖像。

★新發現

這是我們在禪修院採行的最具挑戰性的正念飲食法之一。嘗試這個練習法時，大多數人都發現他們習慣把一口口食物「交疊」。也就是說，他們把一口食物放進嘴裡，將注意力從嘴巴轉移開來，一邊用餐叉或湯匙鏟起下一口食物，然後沒等第一口食物吞下，就把第二口送進嘴裡。經常是一手懸在半空，把下一口食物準備好了，同時嘴裡還在嚼著前一口。他們發現，心思一分散，手便又取得控制，把新的食物混入還沒處理完畢的食物。很令人詫異這簡單的任務竟然如此難學。想要改變長久的習慣是需要時間、耐性、毅力和一點幽默感的。

食品廠商非常了解我們喜歡一口咬下食物時，那股強烈風味和嚼勁所引起的快感。他們也了解，等那股快感逐漸消失，我們會接著再吃一口，然後再一口。快感消失得越快，就有越多他們的產品被我們不知不覺消耗掉。你可以親自試試。選一種起司泡芙或者各種加了風味粉的洋芋片之類的零食。放一片到嘴裡，讓它靜靜待著。你可以用舌頭把它翻來翻去，可是不要嚼。它原來的酥脆口感和鮮明風味會如何？經過多久之後它會變得乏味或甚至倒胃？到了這時候你會有什麼衝動？一位護理師告訴我，有位女性基於減重手術後的需要，練習一口接一口地仔細咀嚼食物。她很驚訝它帶來的改變，豐富並且擴展了她的飲食經驗，還說：「要是我早點學會這方法，根本就不必動手術了！」

在吃每一口之間放下餐具原本是一種進餐禮儀。它可以阻擋你狼吞虎嚥的習性。有個人在嘗試這方法之後驚嘆：「我這才發現以前我根本沒嚼食物！幾乎是整口吞下去，急著吃下一口。」他學著問自己：「既然我吃得這麼開心，幹嘛急著把一頓飯吃完呢？」

深度課程

這是又一個能讓我們意識到自己缺乏耐性的練習法。吃得倉促，一口還沒吃完就塞進下一口，是急躁的最典型例子。採行這個練習法，可以引導你去發掘自己在生活的其他面向和情況下所顯現的不耐。你是不是很不耐煩等待？我們必須問自己：「既然我活得這麼起勁，又為什麼要急著把這一生給過完？」

練習一次只吃或吞嚥一口也是一種體驗活在當下每一刻的方式。由於我們每天至少得吃喝三次，這種練習法讓我們每天都有好幾次現成的機會，能夠把正念帶入日常生活。吃本來是件愉快的事，可是當我們吃得倉促，吃得心不在焉，我們就得不到樂趣。研究顯示，人們吃自己喜愛的食物時總是速度特別快。真是本末倒置！一些大食客還述說，他們卯起來吃，想找回吃第一口的快感，卻只是徒勞。因為舌頭的味覺受體很快就疲乏了，狂吃是行不通的。如果我們希望每一口食物都味道鮮明，我們就得停一下，讓味蕾甦醒。

當我們心思渙散，想著往事或未來，我們會食不知味。當我們進食時讓覺知停留在嘴巴，並且全心投入；當我們放慢吃的速度，在每一口之間略作停頓，那麼每一口都將會像第一口，饒富美味且充滿新鮮感。

★結語

追求缺乏覺察力的快感就像做白工。吃得越多，樂趣越少。

學習正念可以讓你的生命時時刻刻充滿樂趣。

20 餐前禱告

練習法

一週當中，在每次進餐前停下來禱告。過程可以很簡單，像是暫停一下，看著食物，輕聲說一句：「感謝你賜予我食物。」如果你和家人一起用餐，你們可以彼此靜靜牽著手十五或二十秒，各自默默感謝那些帶來滿桌食物的人們或其他生物。或者也可以背誦一段宗教禱詞。如果你平常就作餐前禱告，不妨換一段新禱詞。

自我提醒

在你的午餐盒裡或者你經常用餐的地點貼一張寫著「餐前禱告」的紙條。情況允許時，邀請別人和你一起默禱片刻，表達對食物的感恩，然後再開動。

新發現

日本人在用餐前會低著頭說，「いただきます」（恭敬地領受了），用餐畢會說，「ごちそうさまでした」（多謝款待）。這是自幼養成的習慣。許多西方人從小被教導作餐前禱告。隨著參加宗教儀式的機會越來越少，這習慣也似乎較不常見了。

研究顯示，任何能讓我們在用餐前停下來的儀式，都有助於提高我們對食物滋味的感受，增加我們品味食物的時間，甚至增進我們對食物的評價，我們願意為它付出多少錢。這儀式可以非常簡單，像是把一支小糖果棒對折，然後分別把半支剝開包裝來吃。類似的儀式能讓我們把覺知放在我們吃的東西上，而不是腦子裡想的，能讓我們擺脫自動導航，進入不被雜念、幻想遮蔽的真實體驗。

只要能讓我們在進食前停下來，就算看似無聊的活動也是可行的。在一項調查中顯示，一群等著吃紅蘿蔔（含四千卡熱量的點心）的人，先敲桌子兩下，拿起紅蘿蔔袋然後再敲兩下，比起那些在吃之前隨意行動或者沒有延遲的人，吃得更津津有味。這種效果只發生在進行儀式的人身上，只是觀望的話是無效的。

研究者作出結論說，儀式增強了滋味和樂趣，因為它會讓人把關注集中在即將到手的食物上。他們把這稱作「聚焦投入（focus involvement）」，我們則把它叫做「有意地將關注覺察帶入飲食」。

調查研究也顯示，每天培養表達感激的習慣能增進人的整體幸福感。如果能為我們帶來更多幸福，讓我們吃得更專注投入，我們有什麼理由不在每次進食前花點時間表達感激呢？

一個理由是說，如果你在餐廳，或者和一群不作餐前禱告的人一起用餐，要低頭然後靜靜坐著，實在很尷尬，會讓氣氛變得很僵。然而我發現，餐廳裡有些人似乎頗為樂見有人作餐前禱告。通常我不會太張揚，只是看著服務生端來的餐盤，凝神注視著食物，然後輕聲說謝謝。有時甚至有人要求我為他們的食物祝禱。如果是在自助餐廳，你可以趁著排隊的空檔輕聲禱告。

人很容易會在快節奏的生活中匆忙度日，沒空停下來想想自己有多麼幸運。當我們確實停下來，問自己並且深思：「此刻我蒙受了什麼呢？」這些福氣就會清楚浮現。當我們打開所有感官，我們會意識到天賜的空氣，周遭植物供給的氧氣。我們會意識到腳底下的大地，我們踏出每一步、或坐或躺時，總是把它的存在視為理所當然，這些都毫無保留的支撐我們。還有風和雨水、屋宇、衣服、電力、潔淨的飲水……好多好多的恩賜。

在我們禪修院進餐時，每個人都會進行食物供奉。我們在小盤子裡，放一點食物，輕聲說：「願眾生皆得溫飽。」這是為了表達我們樂意和飢餓的人們共享我們的所有。我們祈求全世界的人都和我們一樣得到溫飽。我們在禱告時練習擴展自己的覺知，從食物開始，接著納入那些為我們帶來食物的人，最後擴及全世界的人，尤其是飢餓的人們。

倘若你想經常性地實行餐前禱告，這裡有幾個範例。

．這食糧是全宇宙，以及眾多生物獻出生命的賜予。願我們所做的一切配得上這恩賜。

．我對這食糧、對地球、對太陽、對雨水以及所有為我帶來這食物的人們心懷感恩。願我善用生命中的福分來嘉惠他人。

．我對這食糧獻上感恩。願它讓我胸中更加充滿慈悲，讓我心中更加充滿愛，讓我的身體更能行善。

．願那些為我帶來這食糧的人，以及我今日遭逢的每個人，都能找到生命中的寧靜、正義與幸福。

有時候我只是向每一種食材說謝謝：
謝謝你，紅蘿蔔。謝謝你，馬鈴薯。
謝謝你，稻米。謝謝你，鮭魚先生或小姐。

★結語

透過感恩的行動，我們會意識到自己生命所蒙受的恩寵。

第五章

感恩

我們常不自覺地把許多事情視為理所當然。這是因為，你不會特別花心思去關注那些運作順暢的事物，像是大地源源不絕長出食物，或者太陽總是在黎明時分從地平線升起，或者每次我們轉開水龍頭就有熱水流出，或者沒有發燒咳嗽。總是等到我們被剝奪了這些習以為常的東西，我們才會了解到自己一直以來蒙受了何等福分。

感恩是認知到我們接受了許多恩賜，不是透過我們自身的努力，而是透過其他人以及動物、雨水、大地或上帝這些人類以外的來源。這些恩賜可以是物質（潔淨的洗澡水或飲水）或非物質（精神支援）。我的第一個禪修導師曾經說：「當有人告訴我，他內心的感恩無以名狀，我就知道他的冥想發揮效果了。」當心靈和思想安頓下來並且打開，人會逐漸體會到，生命不是由無止盡的困難，而是由連綿不絕的恩賜所組成。

研究顯示，那些採行一項簡單練習法、在每天結束時寫下他們心懷感激的幾件事的人，他們的正向情緒、生活滿足感、對接下來一週的樂觀、和他人之間的親密感甚至睡眠品質，全都有所增進。神學家潘霍華（Dietrich Bonhoeffer）寫道：「在平凡生活中，我們不太會體悟到我們獲得的遠超過我們的付出，而唯有心懷感激能讓生命變得豐富。」

21 對身體表達感激

練習法

每天至少一次，帶著感激進行身體掃描（方法描述如後）。一個方便的時間是晚上你躺在床上的時候。另一個是在你慣常進行冥想的當中。

自我提醒

在你的睡枕或冥想墊上放一張寫著「心懷感激作身體掃描」的紙條。

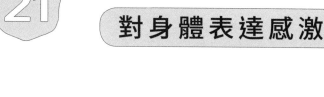

★新發現

練習法如下。看看你做的時候有什麼發現。在這個冥想中，我們從身體的一端，可以是頭頂或腳趾，讓我們的覺知從身體的各個部位依序通過。我們可以把腦當成電筒光束，把它逐一導向各個部位。專注在一個部位時，打開我們的覺知，接收那個部位產生的所有感覺，包括：

- 溫度（從溫熱到冷）
- 觸覺（皮膚表面和底層的各種觸感，從幾乎沒有到非常明顯）
- 壓感（從輕微到非常沉重甚至不舒服）
- 活動感（一連串的觸感）

在結束對一個身體部位的專注覺察、移往下一個部位之前，輕聲說：「謝謝你，（身體部位），為我（請自行填入）。」把心中浮現的念頭填入第二個空格。要是沒有任何想法也無所謂。

舉個例，把覺知集中在胸腔和肺部，意識到從胸腔、肺部一帶產生的所有感覺，意識到這些感覺浮現，持續而後逐漸消失。讓你的覺知停留在該處，想停多久就停多久。在移往下一個身體部位之前，輕聲說：「謝謝你，肺臟，為我……」並且略為停頓，看是否有什麼感覺在這當中浮現。如果沒有也沒關係。假設浮現的念頭是「這麼多年來為我呼吸，即使在我晚上睡覺時也沒休息。」接著把腦子的覺知移往下一個身體部位，例如心臟。當你重複進行這個冥想，盡量把之前練習時遺漏的身體部位納進來，這些部位可以是膀胱之類的內臟器官，或者睫毛這類小東西。

特別留意那些你偵測到負面感覺的部位，包括你不喜歡的部分，像是皺紋、腹部脂肪或大鼻子。把那些有障礙的身體部位也納進來。

採行這個練習法的人常發現他們會對自己不喜歡的身體部位（我牙齒不齊），或者有功能障礙的部位（我這爛肺怎麼會得氣喘呢？）生氣。或許我們沒意識到自己的懊惱或氣憤，可是身體意識得到。如果某種疾病或殘缺已持續一陣子或者變成慢性的，我們很可能會讓身體長期處在我們的苦惱所造成的負面能量中。慈心善念的氣氛是所有生物體，包括孩子、寵物、植物和我們的身體，茁壯興盛、把潛能發揮到極致的基本要件。當我們身體的各個部位遇上問題，它們需要的是額外的幫助、額外的慈愛，而不是額外的批判。

我們生病時，腦子常會說：「我出了什麼問題？我為什麼會生病呢？」答案是，什麼問題都沒有。你的身體會生病，純粹意謂著你是一個擁有身體的生物。當我們得了感冒或便祕、糖尿病、高血壓、關節疼痛，或只是體重增加，我們真的很容易對自己的身體生氣，覺得身體背叛了我們。

實際上身體非但沒有辜負我們，還非常盡職。數十個內臟器官的數十億個細胞為我們生命的整體性努力工作，日以繼夜，不眠不休。思維是能量，而負面思惟（「我討厭我的胖大腿」、「我討厭喉嚨痛」）具有負面作用。在煩惱和怒火的能量下，所有生物體都會枯萎。在感激和慈心的溫暖下，所有生物體都會繁盛。

多數人都把我們的身體和健康視為理所當然。我們總是等到生病了才會真正體會到「健康」是怎麼回事。如果我們因為得了重感冒或流行性感冒，在床上躺了一陣子，虛弱得起不來，反胃到不想吃東西，等我們逐漸病癒之後會覺得恍如奇蹟。頭幾天，光是能直立著走路、重拾胃口、再度享受食物的氣味和滋味，就會讓我們感到奇妙無比。如果我們處於劇痛之中，後來疼痛消失，我們會欣喜若狂。然而，很快地我們又會開始期待我們的身體完美運作，任我們指揮，有效而且沒有任何不適。

當某個和我們同齡的人得了重病或死亡，就像掀開否定的面紗，讓我們窺見健康和生命的無常。我們清楚了解到健康和生命只是短暫的賜予。可是我們很快就又把它忘了。當我們忘記，就又回頭去埋怨自己的身體。為什麼我的聽力出了問題？為什麼我的背會痠痛？為什麼我會過敏，別人卻不會？為什麼我會不斷冒出皺紋？我怎麼會變胖呢？

根據進化論的設計，我們的肉體可以存活三十五到四十年，長得讓我們可以繁衍後代，養育我們的孩子直到他們能夠獨立存活。過了這年紀，我們算是已經超過了我們身體零件的保用期限。理性上，我們明白我們的身體無可避免地會不時出問題或生病，然而我們還是很容易對它的老化感到不滿。

正念飲食能幫助我們將覺知帶入自己的身體，感受、聆聽從體內發出的訊息，進而把感激和慈心的正向能量導向它。這類冥想還有個附帶好處，就是幫助我們接收細胞飢餓的訊息，以及身體發出的飽足和滿足訊息。

★結語

讓我們的身體經常浸浴在感激和慈心之中，這會讓它茁壯興旺。

22 觀照你的食物

練習法

每天至少一次，當你坐下來用餐時，挑起餐食當中的一小片，也許是一片紅蘿蔔、一片萵苣或一小片麵包，進行以下的練習，深入觀照它的歷史，以及把它帶來給你的那些人和其他生物。

自我提醒

在你經常用餐的地方貼一張寫著「觀照」的紙條或者一張有光束射出的眼睛圖

片。

★新發現

留意色彩、明暗、形狀、表面的紋理。這是我們透過眼睛滋養自己的方式。不過還有另一種進食當中的注視法，凝神注視你的食物。這種注視需要用到有異於肉眼的不同感官：天眼（inner eye）。想像你看見這小片食物的歷史，就像觀看一部介紹它一生的影片，不過是倒轉的。不停追問：「在那之前呢？」我們這就用你湯裡的紅蘿蔔丁來作例子。

你看見你碗裡的紅蘿蔔丁。你看見在那之前它在廚房裡。你看見切煮紅蘿蔔的人。你看見在那之前買了紅蘿蔔、把它帶回家放進冰箱的人。在那之前是店鋪，你看見掃描那袋紅蘿蔔條碼的收銀員，還有在那之前把紅蘿蔔排列整齊的蔬果部人員。在那之前是從車上把一箱箱紅蘿蔔卸下的人，再往前是運貨卡車司機。

現在由你接手，問自己，卡車司機之前是誰？持續往前推，用天眼注視所有那些將生命能量注入紅蘿蔔，讓它出現在你的湯裡的生物，包括人、動物和植物。當你推到了紅蘿蔔植株，問自己它是從哪裡來的，繼續讓你的想像力順著時間往回推移，能推多遠就推多遠。

接著我們要問幾個問題：

- 有多少人為了你的這一小片紅蘿蔔付出了心力？
- 如果你把那些參與了這片紅蘿蔔生命過程的動植物、昆蟲、蠕蟲和微生物全部算進去，有多少生命形式為了把這片紅蘿蔔帶來給你而作出了貢獻？

在腦子裡邀請所有這些人和其他生物聚集在你周圍。當你帶著正念覺知進食時，感謝他們全體。

如果你發現自己的心思游移到工業化畜牧或者農場工人的可憐待遇，就想想這問題，「此時此刻，當我吃這食物時，我能做些什麼，來感謝這份賜予？」你可以向那些讓你能活下去的生命致上謝意。接著，如果你願意，明天你可以著手為動物或農場勞工爭取權益。

深入課程

在禪修院，我們會在進餐前吟誦禪師或偈語。其中一首是說「七十二位勞工為我們帶來食物。我們應當知道食物從哪裡來。」（傳統上，需要七十二人來維護禪修院並且對大眾開放。）這也提醒我們，無論有多餓，我們都要在進餐前停下來，反思食物被帶到我們餐桌上的整個過程中投入的眾多生命能量。

透過正念練習，我們能更深入地觀照日常事物。這是一種智慧，讓我們可以不被事物，甚至那些我們每天都要遭逢多次的事物的表象愚弄。食物便是其中一種。

當我們深入觀照面前的食物，我們會發現，將生命能量投入我們食物的那許許多多的生命就圍繞在我們身邊。根據禪的教義，每次我們進食，我們等於把無數生命的能量攝入體內。我們盤子裡的食物是太陽、大地、雨水、為植物授粉的昆蟲，以及高矮胖瘦、年齡國籍各異其趣的許多人，包括農夫、船上的船長和組員、貨車司機和雜貨商的共同產物。

這股眾多生命發出的能量，被我們的每次心跳驅動著，在我們體內奔流循環，一直旅行到最遠的細胞，到達我們的腳趾、頭髮末梢。這些生物的生命能量最終變成了我們，我們或藍或棕的眼睛，我們的柔軟嘴脣，我們堅固潔白的牙齒，我們的充滿愛的心臟。這個日復一日的質變奇蹟就發生在我們體內，不分日夜。

可惜的是，這奇蹟發生的當中，我們多半是渾然不覺的。若能醒悟到它的存在，無論我們生活的境遇有多艱難，就算只是每天花片刻時間，也能為我們帶來新的喜悅。這能給予我們新能量，不管我們多老、多累。如果我們能打開心扉去覺察，我們便能體驗和這許多生命之間的親密關係，而我們的孤單將消失無蹤。

★結語

我們吃喝時，會有許多生物的生命能量流入我們體內。

我們該如何表達無上的謝意？我們可以帶著覺知以及感恩進食。

第六章

有他人在場的正念飲食

當我們剛開始重新學習專注投入地進食，我們需要一個沒有干擾的安靜環境。我們可能必須在吃午餐時把辦公室門關上。我們可能必須走出戶外，坐在台階或門廊椅子上，輕啜一杯熱飲。剛開始時我們可能需要多點時間，以便能慢下來，充分沉浸在進食的各種氣味、色彩、肌理和滋味中。

不過，由於這是我們在童年時期一度了解的東西，埋頭吃、享受美食、吃飽了就停止，我們相當快就能重拾那些舊技巧。接下來我們便能加快速度，如果必要的話，同時又能充分覺察到滋味和飽足感兩者，甚至覺察到身體細胞對食物的反應。因為用心投入比恍恍惚惚，充滿好奇比厭煩來得有趣得多，我們會變得等不及想知道下一餐會有什麼樣的新發現。

當我們學會在單獨進餐的時候用心覺察，下一步便是把這些技巧帶入和他人共餐的場合，例如辦公室午餐室，和朋友聚餐以及家庭聚餐。以下是實踐方法。

23 注意力輪替法

練習法

和別人一起用餐、交談時，試著將你大部分的注意力從原來的地方向外，轉移到交談上；或者向內，轉移到你的嘴巴、胃和身體。

自我提醒

貼一張寫著「注意力輪替」的紙條在你的午餐盒裡，或者你經常和別人共餐的地方。

新發現

人們剛開始練習正念飲食時，最常提出的一個問題是，「我一個人的時候很容易專注，也能集中心神，可是當我和家人或朋友在一起，而他們想要聊天的時候，我該怎麼做才好？」答案是一種叫做「注意力輪替」的技巧。

剛開始時，在沒有干擾的情況下練習正念飲食會容易得多。你可以在開始進食前從容地評估九種飢餓，察覺你的心思分散了並且把它拉回到你的嘴巴和身體，持續追蹤你的肚子的飽足程度。你可以在考慮要不要吃第二份之前先停下來，再度進行一下飢餓評估，然後在吃完之後再做一次，看看你之前評估的分量是否正確。

當你想要一邊進行正念飲食，一邊和家人或朋友正常交談，問題就來了。這是真正的兩難。想要同時全心全意投入兩件事是不可能的。你可以現在就試試看。

全神貫注在你的左腳大拇趾，讓它在那裡停頓幾秒。接著把注意力移往你的右耳垂，讓它停留在那裡。現在，將你的注意力同時放在你的左大腳趾和右耳垂上，會如何？

多數人會發現他們的心思在腳趾、耳垂、腳趾、耳垂之間來回游移。這種游移不定正是在多人的場合練習正念飲食的關鍵。方法是讓你的大部分注意力，刻意地在你嘴裡的東西以及聆聽談話兩者之間來回轉移。結果你會聽多於說：同時「聆聽」你的內在同伴，你的嘴、胃和身體，以及更仔細地聆聽外在的同伴。

所謂注意力輪替就是，當你嘴裡有食物，就把大部分注意力放在嘴巴，若干注意力放在別人的談話上。等你吞下，嘴巴空下來，就把你的大部分注意力轉移到談話上。一旦你學會把覺知帶入九種飢餓面向，就可以相當快速地學會注意力輪替法的技巧。

深入課程

在旁人在場時練習正念飲食的另一個好方法，就是爭取他們的協助。當你和其他人在一起時，要讓他們知道你正試著放鬆自己，並且專心用餐。或者說你正嘗試藉由一種叫正念飲食的新方法來改變飲食習慣。請他們讓你在開始用餐前獨自安靜幾分鐘，以便專心對食物表達感激。對這種請求支持的誠懇說法，大家應該很難拒絕。進行九種飢餓的評估，仔細品味最初幾口的滋味。每當有新菜餚或甜點上桌，就再做一次。（「我想暫時靜一靜，好好用心品嚐這份看起來很美味的甜點滋味。」）當你真心喜愛廚師們準備的食物，他們會非常開心的。

北美人通常比較獨立而自信，很難向他人求助。可是向人求助能開啟許多門扉。它能讓別人有機會，對你在生命中所探索的各種新觀念和存在方式表達寬容並且產生興趣，它還能讓交談一下子超越膚淺的閒聊，進入較有內涵的層次。

注意力輪替法是正念生活的核心。我們專注地吃一口食物，接著放下餐叉，專注地回覆電郵。我們專注地開車，接著我們在路邊停車，專注地傳簡訊或講電話。如果我們正在讀一本書，我們會在同伴想聊天的時候闔上書本，正眼對著他。在複雜、快節奏的生活中，同時處理多項工作是常有的事：邊吃東西邊開車去赴下一個約會，邊讀報告邊心不在焉地猛灌咖啡，邊對孩子說話邊繼續敲鍵盤。倒不是說我們絕不同時進行多項工作，或者絕不三心二意地進食。有時候生活就是必須如此，但我們得盡量帶著覺知，有意識地去做。換句話說，正念飲食也包含吃得心不在焉。但是當我們吃得心不在焉時，我們是有覺知的。「我正同時做三件事。我在講電話，邊喝咖啡，邊豎起耳朵聽寶寶是不是睡醒了。」

「來了封緊急電郵，因此我只好在辦公桌前邊回信邊吃午餐。」

關鍵是了解到自己吃得心不在焉，關鍵是覺知。一旦我們覺察到了，我們就有了選擇。我該不該練習注意力輪替法？我可不可以停吃幾分鐘去寫電郵，然後把注意力從電腦轉移開來，全神貫注吃個幾口？還是說我太忙了，非得邊吃邊寫電郵不可？既然我現在忙到不行，我可以承諾自己，今晚一定要不受干擾地好好享受一頓晚餐。

★結語

正念飲食可以包含心不在焉飲食，可是當我們吃得心不在焉時，我們是有覺知的。記住，注意力輪替法永遠是一種好選項。

摘要提示

在本書中我們探索了許多知識和不少練習法。以下是本書內容的重點總整理。當你學習讓正念飲食融入日常生活，不妨時常回頭參考這份摘要，應該會有所幫助。

- 正念飲食是在進食前、中、後，打開心靈的覺知，將它投注在食物和身體上。
- 正念飲食是不帶任何批判。
- 覺知是改變的關鍵。一旦我們覺察到某樣東西，它將從此改觀。覺知加上我們的無意識行為的許多小改變，假以時日便能產生許多大改變。覺知意謂著選擇，而選擇意謂著自由。

- 學習在進食前、進食中、進食後評估胃和細胞飢餓。
- 練習九種飢餓的評估，直到你能運用自如。
- 如果你不覺得餓，就別吃。
- 每次吃喝，至少一開始的三口要專注投入。
- 每週至少一次，帶著正念覺知、安靜地吃一頓飯。
- 少量地吃，斟酌「適宜的分量」。吃第一份時，只拿可以到達八分飽的食物量。
- 慢慢地吃，品味每一口的滋味。吃的當中找機會停下來，例如在每一口之間放下餐叉或湯匙。
- 細細咀嚼食物之後再吞下。

- 學著認知「不餓了」以及「飽足」的差異。沒必要一直吃到飽為止。八分飽就夠了，然後喝點飲料，休息一下。
- 正念飲食有時也包含無意識飲食。在適當情況下你也可以選擇隨意地進食。
- 空和滿同等重要。無論對胃或心靈皆然。
- 要了解食物能改變心情。把它當良藥，並且調整劑量；當你帶著正念覺知進食，少量食物的功效或許勝過大量。
- 最重要的，要了解什麼時候需要被餵養的是心，而不是身體。把能夠讓它滿足的養分給它。這養分可能是冥想、禱告、散步、走進大自然、聽音樂或玩樂器和寵物玩耍、為親人或需要幫助的人準備食物，或只是和大夥兒悠閒相伴。
- 要記住，心的缺口沒辦法用食物來填補。且用當下時刻的豐饒富足填滿你的心。

・在進食前、中、後表達感恩。

音頻列表

本書附有許多關於靜心冥想以及能夠輔助你實行正念練習的音頻（英文版）。相關連結請見網站 www.shambhala.com/mindfuleating。

1 入門
2 基礎正念飲食冥想
3 問身體需要什麼
4 到底是誰餓了？評估九種飢餓
5 食物和情緒
6 慢食（放下叉匙）
7 攝取適當的分量

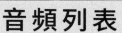

8 基礎冥想指導
9 用慈心對待身體
10 基礎身體掃描
11 感恩身體的正念冥想
12 觀照你的食物
13 體驗身體和心靈的空
14 附贈音頻：舌頭練習法
15 附贈音頻：用慈心餵養你的微生物群

正念飲食：舒壓、瘦身、慢活的23個健康飲食療法 / 珍．裘森．貝斯 (Jan Chozen Bays) 作；王瑞徽譯．
-- 初版．-- 臺北市：時報文化，2019.08
面；　公分．--（身體文化；146）
譯自：Mindful eating on the go : practices for eating with awareness, wherever you are
ISBN 978-957-13-7904-3(平裝)
1. 健康飲食 2. 飲食障礙症 3. 認知治療法
411.3　　108012144

ISBN 978-957-13-7904-3

Printed in Taiwan.

身體文化 146

正念飲食：舒壓、瘦身、慢活的23個健康飲食療法

Mindful Eating on the Go: Practices for Eating with Awareness, Wherever You Are

作者　珍．裘森．貝斯（Jan Chozen Bays）｜**譯者**　王瑞徽｜**主編**　李筱婷｜**編輯**　謝翠鈺｜**校對**　楊凱雯｜**行銷企劃**　藍秋惠｜**封面設計**　陳文德｜**美術編輯**　SHRTING WU｜**董事長**　趙政岷｜**出版者**　時報文化出版企業股份有限公司　108019台北市和平西路三段240號7樓　**發行專線**—(02)2306-6842　**讀者服務專線**—0800-231-705．(02)2304-7103　**讀者服務傳真**—(02)2304-6858　**郵撥**—19344724時報文化出版公司　**信箱**—一〇八九九臺北華江橋郵局第九九信箱　**時報悅讀網**—http://www.readingtimes.com.tw｜**法律顧問**　理律法律事務所　陳長文律師、李念祖律師｜**印刷**　紘億印刷有限公司｜**初版一刷**　2019年8月9日｜**初版五刷**　2024年5月27日｜**定價**　新台幣320元｜缺頁或破損的書，請寄回更換

時報文化出版公司成立於1975年，並於1999年股票上櫃公開發行，
於2008年脫離中時集團非屬旺中，以「尊重智慧與創意的文化事業」為信念。